家庭足浴按摩

主　编

郭力（郭玉兰）

编著者

王　芳	左丹丹	白雅君	孙　莹	成育芳
齐丽娜	何　影	李向敏	李琳娜	杨　柳
罗　娜	姚洪勇	姜　弢	姜　媛	黄金凤
	程　惠	蒋　彤	雷　杰	

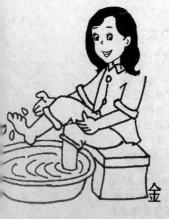

U0334579

金盾出版社

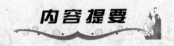

内容提要

　　本书简要介绍了足浴、按摩疗法的概念、主治病症及治疗疾病的理论依据等基础知识,详细介绍了足浴按摩治疗疾病的方法,涉及内科、外科、妇产科、男科、儿科、五官科及保健按摩的专科治疗。为方便读者操作,书中配有操作插图 200 余幅。本书图文并茂,深入浅出,集科学性、知识性、趣味性于一体,适合家庭阅读参考。

　　图书在版编目(CIP)数据

　　家庭足浴按摩/郭力(郭玉兰)主编.— 北京 : 金盾出版社, 2016.2(2018.1 重印)
　　ISBN 978-7-5186-0672-6

　　Ⅰ.①家… Ⅱ.①郭… Ⅲ.①足—按摩疗法(中医) Ⅳ. ①R244.1

　　中国版本图书馆 CIP 数据核字(2015)第 281219 号

金盾出版社出版、总发行

北京市太平路 5 号(地铁万寿路站往南)
邮政编码:100036　电话:68214039　83219215
传真:68276683　网址:www.jdcbs.cn
封面印刷:双峰印刷装订有限公司
正文印刷:双峰印刷装订有限公司
装订:双峰印刷装订有限公司
各地新华书店经销

开本:850×1168 1/32　印张:10.625　字数:220 千字
2018 年 1 月第 1 版第 2 次印刷
印数:5 001~8 000 册　定价:36.00 元

前　言

　　健康始于"足"下，中医学认为"足为六经之根"，通过人体足部经穴与反射区的按摩，可以改善脏腑功能，从而起到养生保健、防治疾病的功效。足浴（泡脚）按摩疗法经过传统医学和现代医学的完美结合，现已成为集诊病、治疗和保健三位一体的医疗方法。虽然足浴按摩便捷、实用，易被广大普通百姓接受，但具体如何操作才能达到防治疾病及养生保健的作用呢？为解决这些困惑，我们编写了这本《家庭足浴按摩》。

　　本书立主足浴按摩的实践，从基础知识讲起，精心挑选了大量的传统中药足浴配方，与足部按摩完美结合，详细介绍了足浴及足部按摩的基础知识、足部反射区及足部经穴，以及内科、外科、妇产科、男科、儿科、五官科常见疾病的足浴按摩疗法。全书配有图片近 200 余幅，方便有效的足浴方，一目了然的反射区图解，清晰简单的按摩手法说明，都体现了本书具有非常强的实用性，让人一看就懂,一学就会,适合广大足疗爱好者阅读。

由于编者水平有限,错误之处在所难免,敬请广大读者批评指正。

作　者

目 录

一、足浴的基础知识

二、足部按摩的基础知识

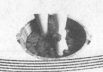

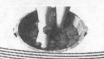

五、外科常见病足浴按摩

六、妇产科常见病足浴按摩

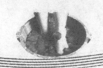

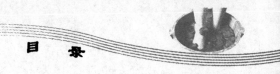

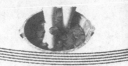

一、足浴的基础知识

(一)足浴的概念

足浴疗法,简称足浴,也称泡脚,是根据中医辨证施治的原理,选择适当的药物水煎之后放入热水中足浴,以起到刺激足部经络穴位的作用,是预防和治疗疾病的一种方法。目前,足浴疗法因其方法简单,疗效显著,被广泛应用于多种疾病,越来越受人们欢迎。

(二)足浴疗法的基本原理

人体足踝以下共有 33 个穴位,占全身穴位的 1/10。从经络学的观点看,人体的五脏六腑在脚上都能找到相应的穴位。脚不仅是足三阴经的起始点,而且也是足三阳经的终止处,这 6 条经脉之根都分别在脚上的 6 个穴位中。

通过水的温热、机械、化学作用,以及借助药物蒸气和药液熏洗的作用等,使足部的涌泉、太冲、隐白、昆仑等诸多穴位受到热力刺激,就会促进人体血脉流通、舒通经脉、调理脏腑、平衡阴阳,从而达到增强心脑血管功能、改善睡眠、

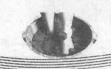
消除疲劳、消除亚健康状态、强身健体、延迟衰老、祛病延年、增强人体抵抗力等一系列保健功效。

现代医学也证实，"人老脚先老""寒从脚下起""小看脚一双，头上增层霜"。可见脚的健康不仅关系人的健康，而且与寿命有很大关系。因为脚掌分布有无数神经末梢，与大脑紧紧相连，同时又密布众多的血管，故有"第二心脏"之称。

(三)足浴的作用

1. 促进血液循环

经常足浴，可以扩张足部血管，提高皮肤温度，从而促进足部和全身血液循环，对身体非常有益。同时，足浴会增加血管的数量，特别是侧支微血管的增加能促进血液循环；还能够软化血管，增加血管的弹性，从而减少血管因受压而遭到破坏的危险性。

有关专家做过测试，一个健康的人用 40℃～45℃的温水浸泡双足 30～40 分钟，其全身血液流量增加，女性为 10～13 倍，男性为 13～18 倍。可见，足浴可确保血液循环顺畅，减少血液凝结，保持血流畅通，不会使流入心肌的血管受到阻塞，有利于心肌梗死的预防和改善。

2. 调整新陈代谢

足浴可促进足部及全身血液循环，由于血液循环量的增加，从而调节各内分泌的功能，促使内分泌腺体分泌各种

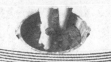

激素,如甲状腺分泌甲状腺激素、肾上腺分泌肾上腺素,这些激素均能促进体内新陈代谢。

3. 强健心脏

足浴可以强化心脏的效率,使心脏跳动的频率降低而排出更多的血液,以便能应付突发的紧急事件。

足浴能增进肌肉和血液循环的运动效率,加强氧的吸收、运送和有效运用。另外,足浴有利于增加体力与耐力,解除紧张和压力,使机体在应对各种挑战的压力下不至于罹患疾病。

4. 驱寒作用

经常足浴可以加速体内驱寒,对风湿性关节炎、冠心病、脑动脉硬化、糖尿病等慢性疾病有很好的辅助治疗作用,并可预防各种并发症。

5. 改善亚健康

足浴可扩张足部及全身细小动脉、静脉和毛细血管等,使自主神经功能恢复到正常状态,改善睡眠,消除失眠症,从而缓解精神压力和神经衰弱,振奋精神。足浴还可以控制体重和降低血压。

6. 改善睡眠

足浴可通过促进足部及全身血液循环,加速血流,驱散足底沉积物和消除体内的疲劳物质,以帮助机体消除疲劳,并使人处于良好的休息状态,从而提高睡眠质量。

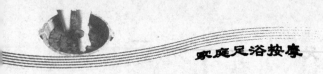

7. 美容

足浴能够让内脏受到气血的滋养,加强新陈代谢,促进全身各个系统的生理功能,并使其自然而然地强盛起来,以达到身心协调而健康,从而起到美容功效。

(四)足浴的功效

1. 辅助治疗五脏疾病

按摩足心可刺激五脏。根据这一特点,足浴治疗五脏病的原则是:采用足部相应反射区与足部相应经络循行线相结合的方法。在沐浴方法上,通常多采用热水浴法和干浴法。

2. 改善脊柱、胸腹病症

中医学认为,足心与下肢相通。足少阴肾经起于足趾,斜走足心涌泉穴,行于下肢内侧的后缘;同时足少阴肾经在腹部离前正中线 0.5 寸夹脐上行胸部,故足心又与脊柱、胸腹相通。

足浴改善脊柱、胸腹病症采用的是足关节与躯体关节相应的方法,即刺激足部关节来作用于脊柱关节,而胸腹病症则多采用刺激涌泉穴的方法。这可用于各种闭合性软组织损伤,如腰椎间盘突出症,各种肌肉、韧带的慢性劳损如颈肌劳损、背肌劳损、腰肌劳损等。在沐浴方法上多采用热水浴、熏浴。

3. 辅助治疗腰病

中医学认为,足心与腰相通,腰为肾之府。在沐浴方法上多采用热水浴、熏浴。

4. 缓解项背痛

中医学认为,足心与项背相通。在沐浴方法上多采用热水浴、熏浴。

5. 辅助治疗生殖系统疾病

中医学认为,足心与阴器相通。阴器即男女外生殖器。足浴疗法治病时多以刺激小趾关节部位为主。在沐浴方法上多采用干浴法和熏浴法。

6. 辅助治疗五官疾病

中医学认为,足心与膈、喉、舌相通,故临床上足心疗法对咽喉肿痛、口舌生疮等疾病的疗效最佳。足浴辅疗五官病的原则是:采用足部五官反射区和刺激足部五趾趾尖的办法,以达到止血和止痛的目的。在沐浴上多采用冷水浴和干浴法。

7. 辅助治疗耳病

中医学认为,足心与耳相通。足心属肾经,而肾开窍于耳。其治疗时多以刺激大趾部位为主。沐浴方法多采用熏浴和浸浴。

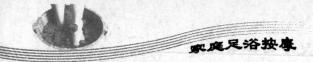

8. 辅助治疗脑病

中医学认为，足心与头、脑相通。脊柱属督脉，内藏脊髓，直通于脑，而足少阴肾经"斜走足心，贯脊内"，故治疗时多采用对涌泉穴进行刺激。沐浴方法多采用中药熏浴、冷水浴、热水浴等。

（五）足浴的种类

1. 热水浴

热水浴可以在家里自己操作，水必须有足够热度才能刺激穴位，从而收到与针灸一样的效果。水温宜保持在40℃～50℃，水量以能没过脚踝部为宜，双脚放热水中浸泡5～10分钟，然后用手按摩脚心。按摩左脚心时用右手，按摩右脚心时用左手，左右脚交替按摩，直到局部发红、发热为止。在按摩脚心的同时，还要多动动脚趾。

中医学认为，拇趾是肝、脾两经的通路。多活动拇趾可疏肝健脾，增进食欲，对肝脾大也有辅助疗效。第四趾属胆经，按摩它可防便秘、肋骨痛；小趾属膀胱经，能纠正女性子宫体位。所以，足浴后按摩脚底、脚趾具有重要的医疗保健作用，尤其对神经衰弱、顽固性膝踝关节麻木痉挛、肾虚所致的腰酸腿软、失眠、周期性偏头痛、痛经及肾功能不全等都有一定的疗效或辅助治疗作用。

中医传统养生理论认为，足宜保暖。在冬、春季要特别注意足部保暖，这对预防感冒、鼻炎、哮喘、小腿抽筋、腹痛

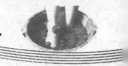

等大有益处。可以在临睡前用 40℃ 的温水边泡、边洗、边摩擦双脚,每次浴足时间大约 20 分钟。

2. 凉水浴

凉水洗脚可以扩张四肢静脉,不仅能预防感冒和各种疾病,而且能通过对血管的刺激延缓下肢关节衰老性变化。

凉水浴的具体方法:将凉水倒入盆中,将双脚浸入凉水中,以浸没踝骨为佳;然后双脚做原地踏步状。洗后立即用力搓双脚,直至脚的皮肤发红且产生暖感。水深要逐渐提高,水温要逐渐降低,时间要逐渐延长。

3. 高位足浴

高位足浴是指药液浸至膝关节以下,高位足浴时应选用高至膝盖的水桶。

高位足浴适用于双下肢的疾病,如双下肢的风湿痛或麻木、神经性末梢炎、小腿腓肠肌的拉伤或痉挛、血管闭塞性脉管炎、下肢溃疡、下肢皮肤病等。

4. 低位足浴

低位足浴是指药液浸到踝关节附近。每次浸泡 20～30 分钟,每日 1 次。

低位足浴适用于足癣、足汗、足部的扭挫伤、足部的冻疮、跟骨骨刺等,还可以治疗诸如头面部充血、头痛、眼病、急慢性鼻炎、急性喉炎、感冒、高血压、慢性结肠炎、精囊炎等。

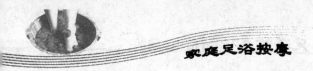

（六）足浴器具的选择

1. 器具质地的选择

用木制盆作为足浴的容器比较好，因为木制盆散热较慢，有利于保温。应购买正规厂家生产、经国家有关部门认证的无毒无害的足浴盆。无论是哪种泡脚盆，总的要求是无害、安全、保温性能好。

2. 器具高度的选择

一般来说，足浴盆的高度最好能超过 20 厘米（没过踝关节），宽度则以能容纳双脚即可。假如足浴盆太矮，热水浸泡的位置就低，浸泡到的下肢皮肤面积也就相对较少，足浴的效果自然要差些。需要提醒的是，足浴时坐的椅子不能太高，也不能太矮，应高矮适中，以保证身体的姿势处于舒适状态为宜。

3. 结构的选择

目前，市面上销售的足浴盆的结构有简单的，也有复杂的。比如，仅通过电源来控制水温的足浴盆结构比较简单，功能是能自动控制水温并保持恒温，这样一来既可节约用水，又可避免因频繁添加热水而给使用者带来不便。

另外，有的足浴盆设计了足底按摩器，有的还安装有固定频率的振荡器。其优点是可以边泡脚边按摩足部，做到保健与享受同时兼顾。此外，煎煮中药的汤锅要用砂锅，这

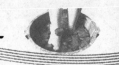
样可以减少污染,防止有害物质侵入人体。

(七)足浴的适应证与禁忌证

1. 适应证

(1)适用于内科、外科、妇科、男科等科的各种疾病,如高血压、糖尿病、感冒、神经衰弱、失眠、关节炎、腰痛、痛经等。

(2)适用于体力劳动、脑力劳动而致的困倦、疲劳等症的保健治疗。

(3)适用于日常生活保健,如中青年的肌肤健美、减肥等。

(4)适用于各种软组织损伤和各种肌肉、韧带的慢性劳损,如关节扭伤、腿部肿痛、颈肌劳损、腰肌劳损等。

2. 禁忌证

泡脚是治疗与保健的良好方法,但是不适当的泡脚方法也会引起不良的后果。因此,泡脚时应注意如下几点:

(1)忌空腹时泡脚:因为在泡脚的过程中身体会消耗很多热能,尤其在糖原储量较少时,容易因血糖过低发生低血糖性休克。

(2)忌餐后立即泡脚:餐后立即泡脚会因温度的升高,热能的刺激,使皮肤血管膨胀,消化器官中的血液相对减少,从而妨碍了食物的消化和吸收。

(3)儿童不宜泡脚:儿童正处于生长发育期,各种功能

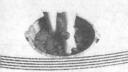

不健全、不稳定,长期用热水给儿童泡脚会给神经、血管的功能带来一些影响,不利于足部的健康发育。如果经常用热水泡脚会造成扁平足,故儿童不宜泡脚。平时用一般的温水短时洗脚就可以了。

(4)忌泡脚当风:泡脚时水的温度通常会引起全身出汗,这时候避风是很重要的,否则不仅会引起感冒,还会引起腰腿痛,发展为常年不愈的慢性病。

(5)忌水温过高:泡脚的水温以 38℃～43℃ 为好,如果水温过高,使人体热能不容易散发,容易发生虚脱,甚至烫伤,因此水温通常应从 38℃ 开始,逐渐增至 40℃～42℃。

温度的选择还要依据不同的个体和泡脚的时间长短来定。例如,有心脏病的人泡脚水温度不宜太高,而外感风寒的人泡脚水的温度可以适当高一些。如果在过热的水中浸泡或淋浴过久,身体及四肢的血管大幅度扩张,大量血液流向周围血管,可能会引起短暂性脑缺血,产生头晕、眼花、恶心等症状,甚至发生昏迷和猝死。

(6)忌用力搓擦皮肤:泡脚时不应搓擦皮肤,因为会造成表皮细胞损伤,甚至出血,使皮肤这一人体自然防线的抗御能力下降,在皮肤微细胞破损处细菌或病毒会乘虚而入。

(7)患有以下疾病的患者不宜泡脚:①肺炎等感染性疾病发热期。②疮、疖等皮肤局部感染者。③各种开放性软组织损伤者。④足部皮肤有破损及烧烫伤者。⑤各种传染性疾病患者。⑥上消化道出血及月经过多和有出血倾向者。⑦严重心脑血管疾病及精神病患者。⑧极度疲劳及醉酒者均不宜泡脚及熏蒸。⑨孕妇只宜用温水洗脚,不宜采用热水熏蒸或用较热的水泡脚。

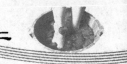

二、足部按摩的基础知识

(一)足部按摩的基本原理

足部按摩疗法是运用不同的手法,刺激人体双足的反射区,通过神经反射作用来调节机体内环境的平衡,发挥机体各组织器官的潜能,从而起到调节各组织器官的生理功能,加速血液循环,促进内分泌功能,加强机体的新陈代谢,达到治病和保健的目的。因此,足部按摩的功能作用概括起来有以下几个方面:

1. 平衡阴阳,调整全身的生理功能

中医学认为,阴阳平衡是维持机体功能正常的先决条件,若阴阳失衡,就会引起机体功能紊乱而导致疾病的发生和发展。足部按摩具有一定的调整某些组织器官生理功能的作用。实验证明:快而重的按摩手法可使神经、肌肉兴奋,缓慢而轻的按摩可使神经、肌肉发生抑制。事实上,所谓调整脏腑、组织、器官的生理功能,就是中医所说的调理阴阳、气血的功能,从而使整体恢复平衡。

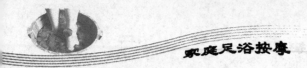

2. 促进血液循环

人体的双足具有丰富的毛细血管网、淋巴管网和神经末梢网,按摩足部不仅可以促使皮肤表层的衰老细胞脱落,改善皮肤的呼吸,有利于腺体的分泌,而且可使一部分细胞内的蛋白质分解产生组胺和类组胺的物质,这种物质能活跃皮肤的血管和神经,引起毛细血管扩张,使血流加快,血流量增多,促进静脉和淋巴的回流,从而改善血液循环功能。这种改善还能通过末梢神经传到中枢,反射性地调节全身循环功能,促进机体新陈代谢的旺盛,激素分泌水平增高,体内所有组织器官的生理功能得到加强。

3. 促进新陈代谢,增强抗病能力

按摩足部不同系统相应的反射区,可促使该系统生理功能改善,新陈代谢加强,如按摩足底泌尿系统可使尿量增加,体内大量的新陈代谢产物——尿酸、尿素排出体外,从而减轻代谢产物在体内长期停留所带来的不良影响。按摩足部内分泌系统,可促使各种激素分泌,如甲状腺素、肾上腺素等,这些激素的分泌能促进各组织器官的新陈代谢。这样,脏腑功能旺盛,气血生成充足,机体免疫功能提高,抗病能力增强。因此,足部按摩有保健作用。

4. 调节机体自主神经功能,增强机体的应激力和耐受力

足部按摩对机体的自主神经有很大的调节作用。由于神经反射的作用,在反射区用不同的手法和不同强度的刺

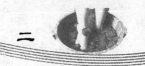

激,对自主神经系统引起的作用也不相同,对机体的内脏、血管、腺体等生理功能的影响也大不一样。例如,血压是通过自主神经调节的,自主神经的相对平衡可使血压维持在正常水平,如果体内交感神经与副交感神经的平衡失调,就可能出现高血压和低血压的症状。在足底某些反射区给予适当的刺激,即可调节自主神经,使其处于相对平衡状况,使血压恢复正常。

由于局部反射区受到机械刺激,通过神经-体液调节,外周血液循环得到改善,加速了体内新陈代谢产物的排出,提高机体各部位肌肉的张力和工作能力,降低其疲劳度,并使肌肉的代谢增强,从而提高人体的应激力和耐受力,恢复机体的疲劳。

5. 检查反射区,诊断疾病功能

中医学认为,"有诸内者,必形诸外"。因此,可以利用足部按摩,通过足部异常组织变异及压痛点再结合反射区位置,进行综合判定,做出诊断。由于诊断的符合率较高,因此可以做到早期发现、早期预防、早期治疗。

(二)足部按摩的基本手法

1. 单食指叩拳法

【操作手法】 操作者一手持脚,另一手握拳,以食指第一、二指关节屈曲 90°,其余四指握拳,以中指及拇指为基垫于食指之第一关节处固定(图 2-1)。

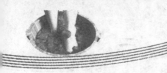

【着力点】 在食指第一指尖关节。

【施力处】 为手腕、拳头。

【适用反射区】 脑、额窦、眼、耳、斜方肌、肺、胃、十二指肠、胰腺、肝、胆囊、肾上腺、肾、输尿管、膀胱、腹腔神经丛、大肠、心、脾、生殖腺。

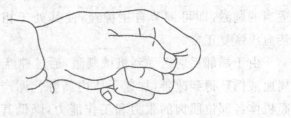

图 2-1　单食指叩拳法

2. 拇指推掌法(又称单拇指指腹推压法)

【操作手法】 操作者拇指与四指分开约 60°(视反射区而定)(图 2-2)。

【着力点】 在拇指的指腹处。

【施力处】 为手腕、手掌。

【适用反射区】 胸椎、腰椎、前列腺或子宫、内(外)侧坐骨神经、膈(横膈膜)、肩胛骨、内肋、外肋。

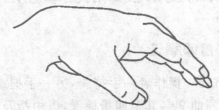

图 2-2　拇指推掌法

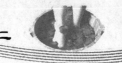

3. 叩指法（又称指尖施压法）

【操作手法】 操作者拇指与四指分开，呈圆弧状，四指要固定于按摩部位（图2-3）

【着力点】 在拇指指尖。

【施力处】 为拇指短展肌、手掌。

【适用反应区】 小脑及脑干、三叉神经、鼻、颈项、扁桃体、上颌、下颌。

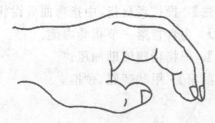

图2-3　叩指法

4. 捏指法

【操作手法】 操作者拇指与其余四指指腹相对，虎口略开（图2-4）

【着力点】 在拇指指腹。

【施力处】 为拇指短展肌、手掌。

【适用反射区】 甲状旁腺、胃、颈椎、胸椎、股关节、髋关节、肩、肘。

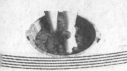

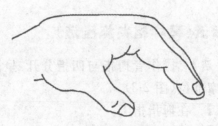

图 2-4 捏指法

5. 双指钳法

【操作手法】 操作者食指、中指弯曲呈钳状（图 2-5）

【着力点】 为食指第一节指骨内侧。

【施力处】 拇指指腹辅助加压。

【适用反射区】 甲状旁腺、颈椎。

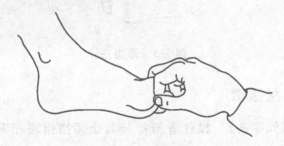

图 2-5 双指钳法

6. 握足叩指法

【操作手法】 操作者食指第一、二节弯曲,用单食指叩拳;另一手拇指伸入食指中（图 2-6）

【着力点】 为食指第二指关节。

【施力处】 为握拳之手腕,另一手拇指予以辅助,四指要握住足部,使之固定。

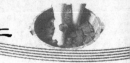

【适用反射区】 肾上腺、肾。

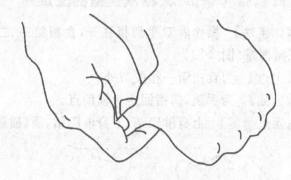

图 2-6　握足叩指法

7. 单食指钩掌法（又称食指刮压法）

【操作手法】 操作者中指、无名指、小指握拳，食指弯曲呈镰刀状，拇指指关节微屈，虎口张开（图 2-7）。

【着力点】 为食指内侧指力，拇指固定。

【施力处】 为其余三指作辅助手掌。

【适用反射区】 甲状腺、内耳迷路、胸部淋巴结、喉头（气管）、内尾骨、外尾骨。

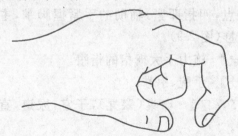

图 2-7　单食指钩掌法

8. 拇食指叩拳法(又称双食指刮压法)

【操作手法】 操作者双手拇指张开,食指第一、二节弯曲,另三指握拳(图 2-8)。

【着力点】 为食指第一指关节处。

【施力处】 为手腕;拇指固定为辅助点。

【适用反射区】 上身淋巴结、下身淋巴结、膈(横膈膜)。

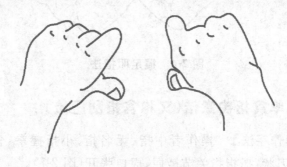

图 2-8 拇食指叩拳法

9. 双掌握推法

【操作手法】 操作者施力手四指与拇指张开,拇指的指腹为着力点,四指叩紧,辅助的手紧握脚掌,主手以施力方向顺手上推(图 2-9)。

【着力点】 施力手大拇指的指腹。

【施力处】 手腕、手掌。

【适用反射区】 卵巢(睾丸),子宫,尿道,直肠,内、外侧坐骨神经。

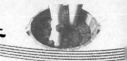

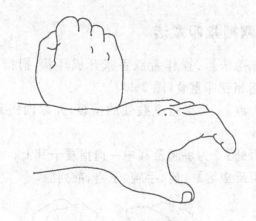

图 2-9　双掌握推法

10. 双指拳法

【操作手法】　操作者手握拳,中指、食指弯曲,均以第一指关节凸出,拇指与其余二指握掌固定(图 2-10)

【着力点】　为中指、食指的凸出关节。

【施力处】　手腕。

【适用反应区】　小肠、横结肠、降结肠、直肠。

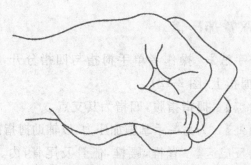

图 2-10　双指拳法

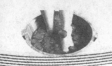

11. 双拇指叩掌法

【操作手法】　操作者双手张开成环状,拇指与四指分开,两拇指相互叩重叠(图 2-11)

【着力点】　为拇指重叠处的指腹,并以四指紧握脚掌、压推。

【施力处】　为手腕及其中一拇指覆于其上。

【适用反应区】　肩、手腕、子宫、前列腺。

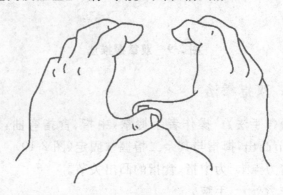

图 2-11　双拇指叩掌法

12. 双掌加压法

【操作手法】　操作者单手拇指与四指分开,另一只手掌加压其拇指上(图 2-12)。

【着力点】　拇指指腹,四指为其支点。

【施力处】　为另一手掌施加压力,以辅助拇指提升力度。

【适用反应区】　脊椎,腰椎,骶骨及尾骨,内、外侧坐骨神经,尿道。

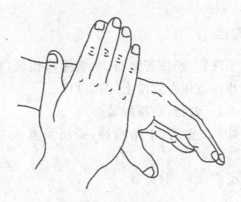

图 2-12　双掌加压法

13. 旋法

【操作手法】　操作者食指和中指捏在穴位上做旋转样的压揉(图 2-13)

【着力点】　食指与中指夹紧要按摩的穴位,做旋转。

【施力处】　食指、中指及手腕。

【适用反应区】　主要适用于趾中节和跟部穴位,如颈椎反射区。

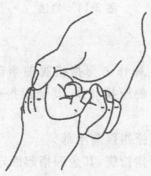

图 2-13　旋法

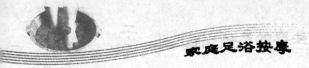

14. 勾法

【操作手法】 操作者食指、中指做弯钩状,从下向上用食指、中指指端点压在穴位上(图2-14)

【着力点】 食指、中指指端点。

【施力处】 食指、中指指端,拇指及其余二指起固定作用。

【适用反应区】 肘关节。

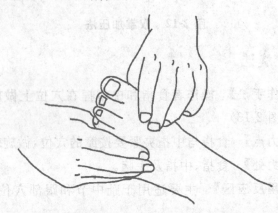

图 2-14 勾法

15. 揉法

【操作手法】 操作者拇指指腹前半部接触足反射区,从左向右做半圆形的压揉动作,其余四指合握足部一侧(图2-15)

【着力点】 拇指指腹前半部。

【施力处】 拇指指腹,其余四指起固定作用。

【适用反应区】 腹腔神经丛、肺、结肠等。

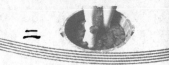

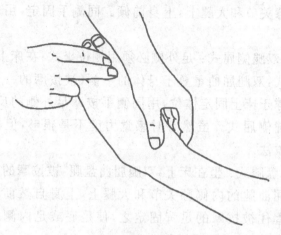

图 2-15　揉法

(三)足部按摩姿势

1. 自我按摩姿势

(1)叉腿叠足式:坐在床上,双腿屈曲,被按摩的足放在另一足上,用同侧手固定,上身前倾,用对侧手按摩。

(2)垂直屈腿式:足背部采用垂直屈腿式:在床上、床边、椅子和沙发上都可以,被按摩侧的膝关节屈曲呈直角位,足底平放,足背朝上,另一条腿可伸直于床上,也可垂直于床旁或沙发等。按需要一手固定,一手按摩。

(3)改良屈腿式:坐在床上,双腿同屈向身体的一侧,被按摩的足放在另一条腿的下方,同侧的手按摩,对侧手支撑身体重心。

(4)单伸腿式:坐在床上,被按摩的足放在另一条伸直

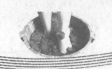

的腿的膝关节和大腿上,上身前倾。同侧手固定,用对侧手按摩。

(5)双腿侧屈式:足外侧必须用侧位坐式:在床上,采取侧位坐式,双腿屈曲重叠于身体的一侧(被按摩的一侧),对侧手支撑于床上固定体位,用同侧手按摩足外侧的反射区。这叫双腿侧屈式。虽然有时感觉力度不是很够,但毕竟是可行的方法。

(6)盘腿式:坐在床上,双腿屈曲盘腿,被按摩的足放在另一条屈曲腿的内侧膝关节和大腿上,上身自然前倾。用同侧手握住被按摩的足背固定之,使足底或足内侧暴露在自己的面前,用对侧手进行按摩。

(7)坐椅盘腿式:坐在椅子上、床旁和沙发上都可以用,有靠背更有利于操作。一腿下垂,被按摩的足盘腿放在对侧大腿上,同侧手固定,用对侧手按摩。

2. 他人按摩姿势

(1)在按摩脚底反射区时,患者坐在有扶手的椅子上,按摩者面对患者,两者要保持适当的距离。然后患者的脚应放在按摩者的膝盖上,方便按摩者看清患者脚底部。

(2)在按摩足趾和足背的穴位时,患者坐在有扶手的椅子上,按摩者面对患者,两者要保持适当的距离。患者将脚前屈放在按摩者的膝盖上。这种姿势便于按摩者看清足背及足趾。

(3)在按摩脚跟、脚踝周围反射区时,患者坐在有扶手的椅子上,按摩者面对患者,两者要保持适当的距离。患者按摩脚的内侧或外侧朝上,方便按摩者看清足部侧面,也能

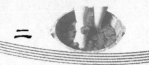

让按摩者抓牢。

（四）足部按摩顺序、力度及按摩时间

1. 按摩顺序

足部按摩应按科学合理的顺序进行，具体地说，全足按摩，应先从左足开始，按摩5遍肾、输尿管、膀胱、尿道4个反射区，再按摩足底、足内侧、足外侧、足背。

2. 按摩力度

掌握按摩力度应注意两方面：一是力量大小，二是用力要均匀。就按摩力度的大小而言，以患者或者自身的感受为基本参照。力度过小没有效果，而力度过大又无法忍受，所以要适度、均匀。所谓适度，是指以按摩处有酸麻胀痛感，即"得气"为原则。所谓均匀，是指按摩力量要渐渐渗入，缓缓抬起，并有一定的节奏，不可忽快忽慢、时轻时重。

3. 按摩时间

每次按摩的时间应控制在30～45分钟内，每只脚的基本反射区，即肾、输尿管、膀胱及肾上腺等反射区按摩约5分钟；主要反射区按摩应在5～10分钟之内；相关反射区治疗需3～5分钟。对重病患者，每次按摩时间可减为10～20分钟，重症急症患者每日按摩1次，慢性病或康复期可隔日按摩1次或每周2次，7～10次为1个疗程。

（五）足部按摩的适应证与禁忌证

1. 足部按摩的适应证

足部按摩的主要作用是调节人体的功能,具有固本培元、扶植正气的功效,因此它对各种功能性的疾病疗效比较显著。适用于:

(1)内科疾病:感冒、头痛、支气管炎、神经衰弱、高血压、高脂血症、低血压、冠心病、胃溃疡、脑卒中(中风)、肝炎、肾炎、糖尿病、风湿性关节炎、面瘫、肠炎、阳痿、遗精、甲状腺功能亢进等。

(2)妇科疾病:月经不调、痛经、闭经、阴道炎、盆腔炎、宫颈炎、围绝经期综合征、不孕症等。

(3)儿科疾病:上呼吸道感染、脑瘫、多动症、肺炎、惊风、麻疹、腹泻、小儿厌食症、小儿夜啼、百日咳、小儿麻痹后遗症、遗尿等。

(4)外科疾病:颈椎病、腰椎间盘突出症、软组织损伤、乳腺炎、痔疮等。

(5)皮肤科疾病:湿疹、带状疱疹、荨麻疹、牛皮癣、神经性皮炎、黄褐斑、痤疮、脱发、皮肤瘙痒症、冻疮、湿足气等。

(6)其他:眼科的结膜炎、白内障、青光眼、近视、远视、眼疲劳等,以及耳鼻咽喉科的耳鸣、耳聋、中耳炎、扁桃体炎、鼻炎、鼻窦炎、咽喉炎、内耳眩晕;口腔科的牙痛、口腔炎等。

因此,足部按摩适用于临床各科多种常见多发病和部

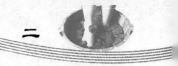

分疑难病症,且都有较好的疗效。同时,还可广泛用于保健强身、延年益寿。特别是有些患者对药物过敏或产生抗药性,不能用打针、吃药进行治疗或疗效不显著,或者某些有手术指征的患者由于种种原因不能进行手术,以及对于有些目前医学上还缺乏有效治疗方法的病症,均可采用足部按摩来调整机体的抗病能力,作为一种保守治疗法。足部按摩与手术治疗相结合,可促进伤口愈合,对某些恶性肿瘤患者,足部按摩还可以减弱放疗、化疗的不良反应。但是足部按摩对于急性合并器质性病变没有显著的疗效。

2. 足部按摩的禁忌证

　　足疗的主要作用是调节人体经络气血运行和神经系统,但是对于某些疾病来说,应当禁用或慎用该疗法。

　　(1)在妇女月经或妊娠期间应避免使用足部按摩,以免引起子宫出血过多或影响胎儿健康。

　　(2)因足部按摩有促进血液循环的作用,所以对脑出血、内脏出血及其他原因所致的严重出血病患者不能使用,以免引起更大的出血。

　　(3)对那些严重肾衰、心衰、肝坏死等危重患者,足部按摩的刺激可引起强烈的反应甚至使病情恶化,故必须慎用。

　　(4)足部有开放性伤口,或可能骨折,尚未完全排除者避免使用足部按摩。

　　(5)对于肺结核活动期的患者,不能应用足部按摩,以免结核菌随血行播散,导致弥漫性、粟粒性结核的严重后果。

　　(6)对于频发心绞痛患者,应嘱患者绝对卧床休息,并尽量妥善送医院就医,绝不能滥用足部按摩。因足部按摩

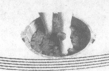

的刺激有可能诱发心肌梗死,造成严重后果。

(7)年老体弱、休克,对疼痛耐受力差的人等,均不适宜足部按摩。

当然,以上所列禁忌证并不是绝对禁用该法,在有的阶段,有的疾病仍可配用该疗法治疗。

(六)足部按摩的注意事项

1. 足部按摩的正常反应

在进行足部按摩的时候会出现一些意想不到的反应,其实这些反应大多都是正常反应,主要是因为足部按摩的双向调节作用,起到了相反的效果。其表现的主要反应有:

(1)口渴,饮水量比平时明显增多。

(2)睡眠增加,通过足疗使机体的生理功能得到调节。

(3)排汗增加,较明显的是本来不出脚汗,通过足部按摩后却有脚汗排出或身体排出的汗有臭味。

(4)排尿增多,尿液的味道奇臭。

(5)大便的次数增多,臭味增加,排气也增加,并且在治疗过程中就会产生想排气的感觉。

(6)足踝微肿,尤其有淋巴阻塞现象的患者较为明显。

(7)曲张的静脉突然肿得明显,这是血液循环良好、静脉血液增加的好现象,不要紧张,但应注意其发展情况。

2. 按摩前注意事项

在进行足部反射区按摩时,应遵循先左脚、后右脚的顺

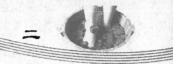

序施治。

(1)患者在进行治疗检查前,应先将脚洗好。如果脚部皮肤太厚,可以用50％的盐水泡脚20～30分钟,这样能够增强反射区的敏感度,有利于诊断和治疗。

(2)按摩者要经常修剪指甲,以免指甲过长在按摩时戳伤患者皮肤,并保持手的温度。

(3)保持室内通风,空气清爽;避免受风寒,热天风扇不可直接吹双脚。

(4)按摩不要在饭前20分钟或饮酒、洗澡、饭后1小时之内进行,避免对胃肠有不良影响。

(5)选好按摩的体位,舒适的体位可使患者心情和肢体都得以放松。

(6)如患者在按摩前精神紧张、身体疲劳或处于情绪激动中,应让患者稍事休息,待患者平静后再进行治疗。

(7)在足部反射区涂好按摩油,准备按摩。

3. 按摩中注意事项

(1)按摩者要经常观察患者的表情,保持适中的按摩力度。在刚开始阶段按压力不能太大,时间要短,刺激量须轻微;之后逐渐加重手法。

(2)按摩力度适当、均匀,以得气感、酸胀感为原则;以患者能承受为度,按摩力量要慢慢渗入,缓缓抬起,并有一定的节奏,不可以忽快忽慢、时轻时重。

(3)按摩者触到病理小结或有阳性体征时,不要流露在表情上,以免引起医源刺激,给患者造成心理压力。

(4)治疗时按摩者应避开骨关节突起部位,以免损伤

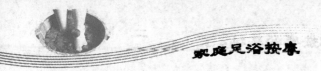

骨膜。

(5)每次施治时,首先依次对足底的肾上腺、肾、输尿管、膀胱等基本反射区进行按摩,这样可以使积存在体内的废物随尿液排出体外。

4. 按摩后注意事项

(1)治疗后要在半小时内口服 300～500 毫升温开水。

(2)按摩后有人会出现低热、发冷、全身不适、局部轻度肿胀、尿液颜色变深并有气味等状况,这种现象与毒素的排出有关,应引导患者继续配合治疗。

(3)按摩者不能马上用凉水或酒精洗手,待 5 分钟后用温水洗手。

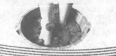

三、足部反射区及足部经穴

(一)足部反射区分布特点

足部反射区是人体变化的反映部位，对足底的投影宜采用"模糊逻辑"的方法看待，单足约计有 60 个反射区，分别代表着不同的器官。人的双足并拢，可以看成一个屈肘、屈膝坐着的人形(图 3-1)。

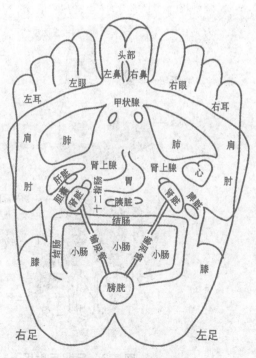

图 3-1　足部全息图

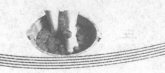
(二)足部常用反射区

1.足部反射区的定义

　　人体的各个脏腑器官都与足部某些反射区有相应的关系,当某种器官或脏腑发生病变时,相应的反射区,即发生或轻或重的压痛现象,这些压痛点就是足部反射区(图 3-2 至图 3-6)。

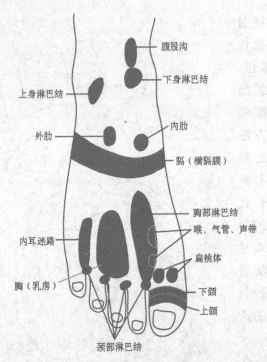

图 3-2　足背反射区

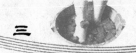

足部反射区及足部经穴

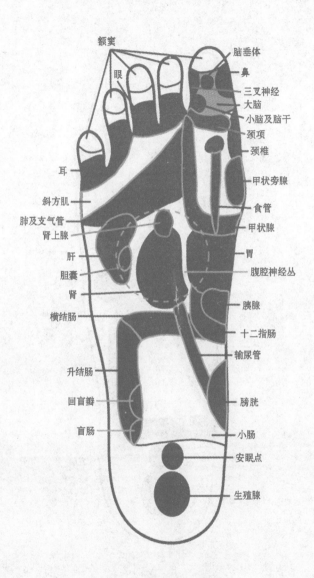

图 3-3　右足底反射区

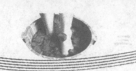
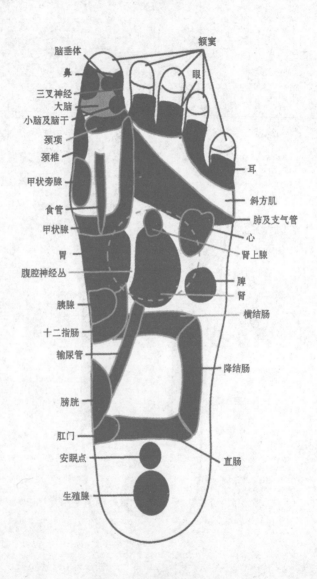

脑垂体
鼻
三叉神经
大脑
小脑及脑干
颈项
颈椎
甲状旁腺
食管
甲状腺
胃
腹腔神经丛
胰腺
十二指肠
输尿管
膀胱
肛门
安眠点
生殖腺

额窦
眼
耳
斜方肌
肺及支气管
心
肾上腺
脾
肾
横结肠
降结肠
直肠

图 3-4 左足底反射区

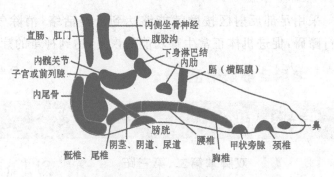

图 3-5 足内侧反射区

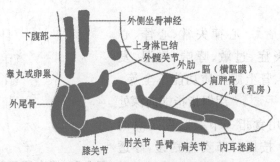

图 3-6 足外侧反射区

2.按摩足部反射区的作用

经络气血是维持机体生命活动的基本源泉,担负着机体生命活动中生理所需要的一切物质代谢作用,如营养物质、氧气的供给和代谢产物的排除,大量内分泌物的产生和调节,并促进血液中抗体的产生,提高机体抵抗力等等。由此可见,机体某些部位或脏腑发生功能障碍或受损都可以通过调节经络和气血来治愈。也就是说,经络越疏通、气血越调和,则疾病痊愈得越快。相反,如果经络和气血发生障碍的时间越长,需要治疗的时间也就要延长。

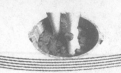

采用足部反射区按摩就能够达到舒经活络,消除气血运行障碍,促进机体正常生理功能的恢复,达到神奇的疗效。

3.常用足部反射区

肾上腺反射区

【位　置】　双脚掌第二、第三跖骨之间,足底部"人"字形交叉顶点处(图 3-7)。

【主　治】　心律失常、心悸、心慌、晕厥、炎症、过敏、哮喘、风湿、发热、关节炎、肾上腺皮质功能不全等。

【按摩手法】　用拇指指端向深处掐压,也可用食指关节突起部定点向深处顶压。按压时节奏应稍慢,渗透力强,以出现酸、胀、痛为宜(图 3-8)。

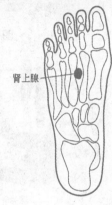

图 3-7　肾上腺反射区

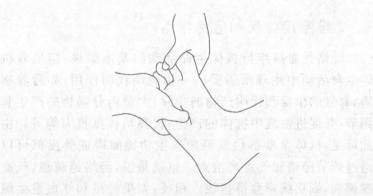

图 3-8　肾上腺反射区按摩手法

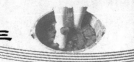

肾反射区

【位　　置】　双脚脚掌第一跖骨与趾骨关节所形成的"人"字形交叉后方中央凹陷处(图3-9)。

【主　　治】　各种肾脏疾病,如急慢性肾炎、肾结石、游走肾、肾功能不全及尿毒症、水肿、风湿病、关节炎、泌尿系感染及其他疾病、高血压。

【按摩手法】　以一手持脚,另一手半握拳,食指弯曲,以食指第一指尖关节顶点施力,由脚趾向脚跟方向按压(图3-10)。

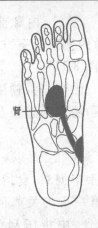

图3-9　肾反射区

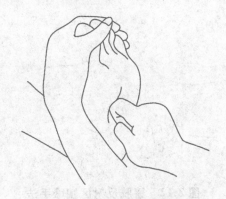

图3-10　肾反射区按摩手法

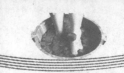
膀胱反射区

【位　　置】　内踝前下方双脚脚掌内侧舟骨下方,拇展肌侧旁(图 3-11)。

【主　　治】　肾、输尿管及膀胱结石,泌尿系感染及膀胱疾病等。

【按摩手法】　以一手持脚,另一手半握拳,食指弯曲,以食指第一指尖关节顶点施力,或用食、中指压刮(图 3-12)。

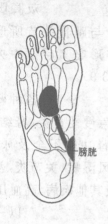

图 3-11　膀胱反射区

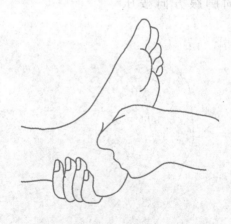

图 3-12　膀胱反射区按摩手法

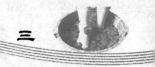

输尿管反射区

【位　置】　双脚脚掌自肾反射区至膀胱反射区之间,呈弧线状的一个区域(图3-13)。

【主　治】　输尿管结石、发炎,输尿管狭窄、排尿困难、泌尿系感染等。

【按摩手法】　以一手持脚,另一手半握拳,食指弯曲,以食指第一指尖关节顶点施力,由肾反射区向膀胱反射区推压(图3-14)。

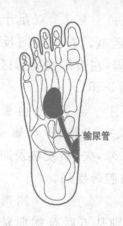

——输尿管

图 3-13　输尿管反射区

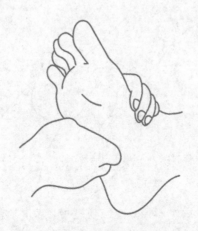

图 3-14　输尿管反射区按摩手法

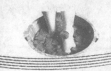

额窦反射区

【位　置】　双足十趾的趾端区域。右边额窦反射区在左脚,左边额窦反射区在右脚(图3-15)。

【主　治】　脑血管意外(中风),脑震荡,鼻窦炎,头痛,头晕,失眠,发热及眼、耳、鼻、口腔等疾病。

【按摩手法】　用拇指指端分别从五趾趾端向趾腹方向掐压,也可用食、中指指端着力掐压(图3-16)。

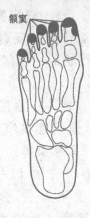

额窦

图 3-15　额窦反射区

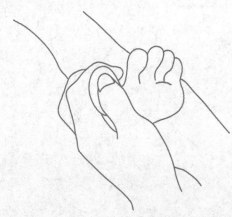

图 3-16　额窦反射区按摩手法

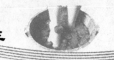

鼻反射区

【位　置】　双脚拇趾肉
球内侧延伸到拇趾甲的根部，
第一趾间关节前。右鼻的反
射区在左脚上，左鼻的反射区
在右脚上（图3-17）。

【主　治】　各种鼻炎、鼻
出血、鼻塞、流涕、鼻窦炎等鼻
部及上呼吸道疾病等、嗅觉异
常、打鼾等。

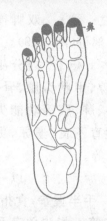

【按摩手法】　以一手握
脚，另一手拇指指端施力，用

图3-17　鼻反射区

拇指指端螺纹面向拇趾尖推压（图3-18）。

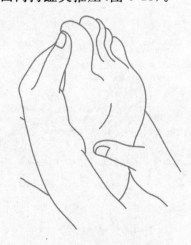

图3-18　鼻反射区按摩手法

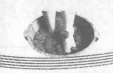

家庭足浴按摩

脑垂体反射区

【位　置】　双脚拇趾肉
球中央部位（图 3-19）。

【主　治】　内分泌失调
（甲状腺、甲状旁腺、肾上腺、
生殖腺、脾、胰等功能失调）、
小儿发育不良、遗尿、更年期
综合征等。

【按摩手法】　以一手持
脚，另一手半握拳，食指弯曲，
以食指第一指尖关节顶点施
力，定点深入按压（图 3-20）。

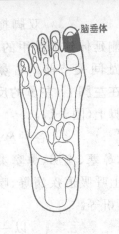

脑垂体

图 3-19　脑垂体反射区

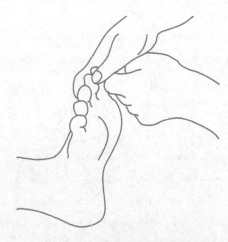

图 3-20　脑垂体反射区按摩手法

· 42 ·

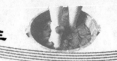

大脑反射区

【位　置】　双脚拇趾第一关节底部肉球全部；右半部大脑之反射区在左脚上，左半部大脑之反射区在右脚上（图3-21）。

【主　治】　高血压、脑中风、脑震荡、头晕、头痛、失眠、脑性麻痹、脑血栓、视觉受损。

【按摩手法】　以一手持脚，另一手半握拳，食指弯曲，以食指第一指尖关节顶点施力，由拇趾端向根部推压（图3-22）。

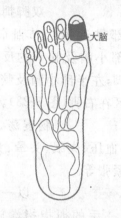

图 3-21　大脑反射区

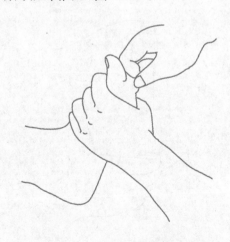

图 3-22　大脑反射区按摩手法

小脑及脑干反射区

【位　置】　双脚拇趾肉球根部靠近第二节趾骨处。右半部小脑及脑干的反射区在左脚；左半部小脑及脑干的反射区在右脚（图3-23）。

【主　治】　脑震荡、脑肿瘤、高血压、失眠、头晕、头痛、肌肉紧张等。

【按摩手法】　以一手握脚，另一手的拇指指端施力，定点向拇趾根部深处压按（图3-24）。

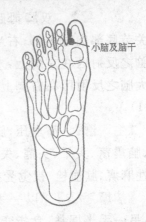

图 3-23　小脑及脑干反射区

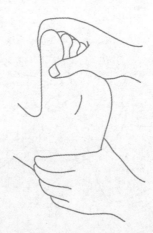

图 3-24　小脑及脑干反射区按摩手法

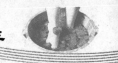

三叉神经反射区

【位　置】　双脚拇趾近第二趾的一侧。右侧三叉神经的反射区在左脚,左侧三叉神经的反射区在右脚(图3-25)。

【主　治】　偏头痛,面神经麻痹,神经痛,失眠,头面部及眼、耳、鼻的疾病。

【按摩手法】　以一手握脚,另一手拇指指端施力,由趾端向趾根推压(图3-26)。

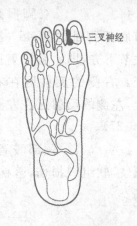

图3-25　三叉神经反射区

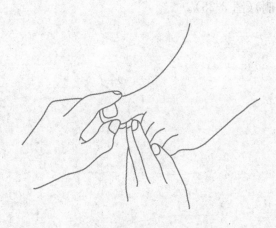

图3-26　三叉神经反射区按摩手法

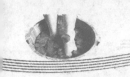

家庭足浴按摩

颈项反射区

【位　置】　双脚拇趾第二节底部脚趾内侧45°，靠第一关节下方，即小脑反射区下方处。右侧的反射区在右脚之上，左侧的反射区在左脚上（图3-27）。

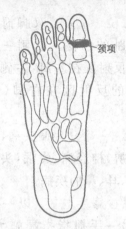

图3-27　颈项反射区

【主　治】　颈部酸痛、颈部僵硬、软组织损伤、落枕、颈椎病。

【按摩手法】　以一手握脚，另一手拇指指端施力，沿着拇趾根部，由内向外刮压（敏感点在足背拇趾根部靠近第二趾一侧）（图3-28）。

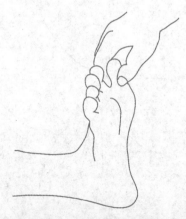

图3-28　颈项反射区按摩手法

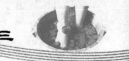

三

足部反射区及足部经穴

甲状旁腺反射区

【位　置】　双脚脚掌第一跖趾关节内前方凹陷处（图3-29）。

【主　治】　筋骨酸痛，甲状旁腺功能低下症引起白内障，低钙血症引起的手麻或痉挛、指甲脆弱、骨质疏松。

【按摩手法】　叩指法或单食指叩拳法，用拇指指端或食指弯曲的近端指间关节尽量叩入第一跖趾关节，向内前顶入关节缝内按压，感觉酸胀为好（图3-30）。

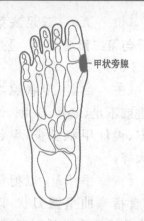

图 3-29　甲状旁腺反射区

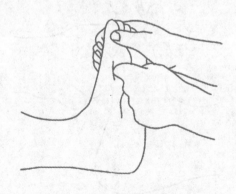

图 3-30　甲状旁腺反射区按摩手法

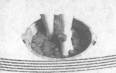

甲状腺反射区

【位　置】 双足底第一趾骨与第二趾骨之间,呈带状(图3-31)。

【主　治】 甲状腺功能亢进或不足、心悸、失眠、情绪不安、慢性甲状腺炎、甲状腺肿大等。

【按摩手法】 以拇指固定,食指弯曲呈镰刀状,以食指内侧缘施力进行刮压(图3-32)。

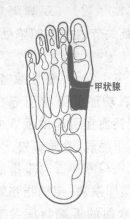

图 3-31　甲状腺反射区

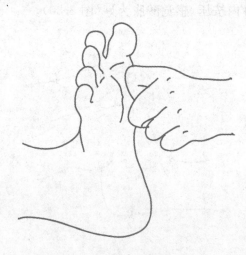

图 3-32　甲状腺反射区按摩手法

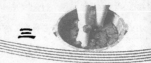

胃反射区

【位　　置】　双脚掌第一
趾骨与跖骨关节下方约一横
指宽的区域（图3-33）。

【主　　治】　胃痛、胃胀、
胃闷、胃酸、消化不良、急慢性
胃炎、胃下垂。

【按摩手法】　以一手持
脚，另一手半握拳，食指弯曲，
以食指第一指尖关节向下按
压（图3-34）。

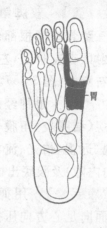

图3-33　胃反射区

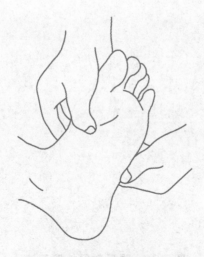

图3-34　胃反射区按摩手法

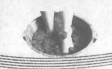

家庭足浴按摩

眼反射区

【位　置】　双脚第二趾骨与第三趾骨中间根部位置，右眼反射区在左脚上，左眼反射区在右脚上（图 3-35）。

【主　治】　眼神经疾病、各种眼疾（结膜炎、角膜炎、近视、老视、远视、怕光、流泪、青光眼、白内障）及眼底出血等。

【按摩手法】　用拇指指端螺纹面向足心方向压推，也可用食、中指指端向足心方向刮压（图 3-36）。

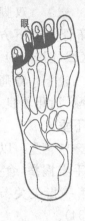

图 3-35　眼反射区

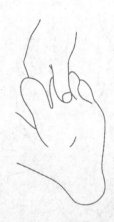

图 3-36　眼反射区按摩手法

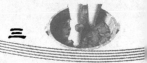

耳反射区

【位　置】　双脚第四趾骨与第五趾骨中间根部位置，右耳反射区在左脚上，左耳反射区在右脚上（图3-37）。

【主　治】　中耳炎、耳鸣、耳聋、重听、晕车晕船等。

【按摩手法】　用拇指指端螺纹面向足心方向压推，也可用食、中指指端向足心方向刮压（图3-38）。

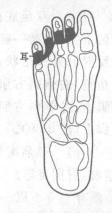

图3-37　耳反射区

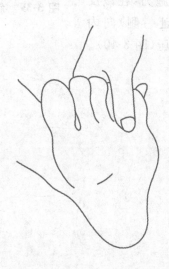

图3-38　耳反射区按摩手法

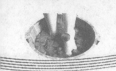

斜方肌反射区

【位　置】　双足底在眼、耳反射区下方，自第一趾骨起至外侧反射区外呈带状，约中指一横指宽，右侧斜方肌反射区在右脚上，左侧斜方肌反射区在左脚上（图 3-39）。

【主　治】　颈肩酸痛、颈椎病、落枕、肩周炎等。

【按摩手法】　以一手持脚，另一手半握拳，以食指第一指尖关节顶点施力，在该反射区由外侧（小趾一侧）向内侧（拇趾一侧）推压（图 3-40）。

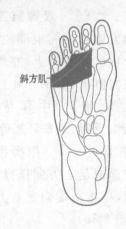

斜方肌

图 3-39　斜方肌反射区

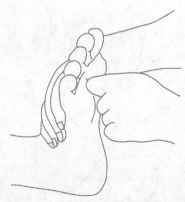

图 3-40　斜方肌反射区按摩手法

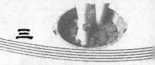

足部反射区及足部经穴

肺及支气管反射区

【位　置】 双足斜方肌
反射区下方,自甲状腺反射区
向外呈带状到脚底外侧下方,
一横指宽;右肺的反射区在右
脚上,左肺的反射区在左脚上
(图 3-41)。

【主　治】 肺炎、支气管
炎、肺结核、肺气肿、胸闷、哮
喘等。

【按摩手法】 以一手持
脚,另一手半握拳,食指弯曲,

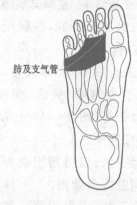

肺及支气管

图 3-41　肺及支气管反射区

以食指第一指间关节顶点施力,自内侧(拇趾一侧)向外侧
(小趾一侧)推压。对支气管敏感带改用拇指指端施力按摩
(图 3-42)。

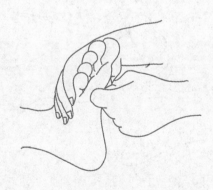

图 3-42　肺及支气管反射区按摩手法

心反射区

【位　置】　左脚脚掌第四跖骨与第五跖骨间,在肺反射区下方处。

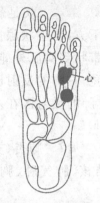

【主　治】　心律失常、心绞痛、心力衰竭、失眠、多梦、静脉曲张等(图 3-43)。

图 3-43　心反射区

【按摩手法】

轻手法:以拇指指腹自脚跟向脚趾方向推按。

中手法:以食指第二指节背面向脚趾方向推按。

重手法:以一手持脚,另一手半握拳,食指弯曲,以食指第一指尖关节定点施力,由脚跟向脚趾方向推按(图 3-44)。

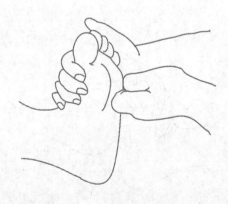

图 3-44　心反射区按摩手法

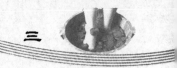

脾反射区

【位　置】　左脚脚掌心脏反射区之下方约一横指宽的区域(图3-45)。

【主　治】　贫血、食欲不振、消化不良、感冒、发热、皮肤病等。

【按摩手法】　以一手持脚,另一手半握拳,食指弯曲,以食指第一指尖关节顶点施力,定点按压(图3-46)。

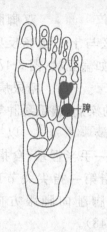

图 3-45　脾反射区

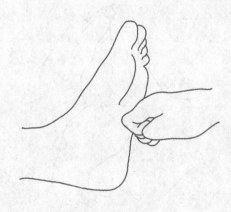

图 3-46　脾反射区按摩手法

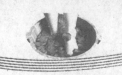

胰腺反射区

【位　置】 双脚脚掌胃反射区与十二指肠反射区交连处，如扁豆状（图3-47）。

【主　治】 糖尿病、新陈代谢的疾病、胰腺囊肿等。

【按摩手法】 以一手持脚，另一手半握拳，食指弯曲，以食指第一指尖关节顶点施力，由脚趾向脚跟方向按压（图3-48）。

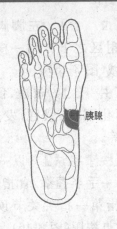

—胰腺

图3-47　胰腺反射区

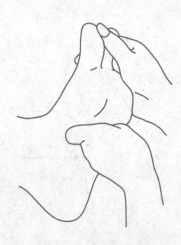

图3-48　胰腺反射区按摩手法

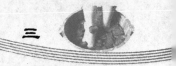

十二指肠反射区

【位　置】　双脚脚掌第一跖骨与跖骨关节下方,胃反射区的下方(图3-49)。

【主　治】　腹胀、食欲不振、消化不良、便秘、泄泻、十二指肠溃疡。

【按摩手法】　以一手持脚,另一手半握拳,食指弯曲,以食指第一指尖关节顶点施力,由脚趾向脚跟方向按压(图3-50)。

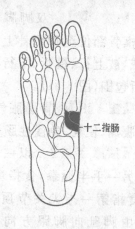

十二指肠

图 3-49　十二指肠反射区

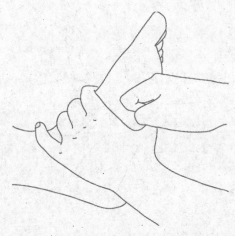

图 3-50　十二指肠反射区按摩手法

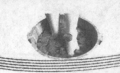

小肠反射区

【位　　置】　双脚脚掌跖
骨、楔骨部位至脚跟骨上凹陷
区域，被上行、横行、下行与直
肠所包围（图 3-51）。

【主　　治】　胃肠胀气、腹
泻、腹痛、便秘、急慢性肠炎。

【按摩手法】　以一手持
脚，另一手半握拳，食指弯曲，
以食指第一指尖关节顶点施
力，由脚趾向脚跟方向推压
（图 3-52）。

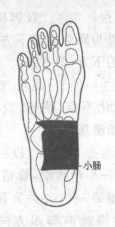

— 小肠

图 3-51　小肠反射区

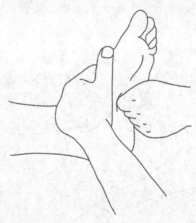

图 3-52　小肠反射区按摩手法

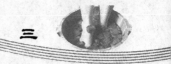

横结肠反射区

【位　置】　双脚脚掌中间,横越脚掌呈一带状区域(图3-53)。

【主　治】　便秘、腹泻、腹痛及肺部疾病。

【按摩手法】　以一手持脚,另一手半握拳,食指弯曲,以食指第一指尖关节顶点施力,左脚由内侧向外侧按摩,右脚由外侧向内侧水平推压(图3-54)。

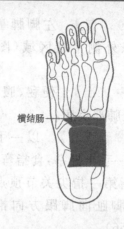

横结肠——

图 3-53　横结肠反射区

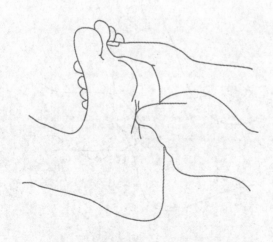

图 3-54　横结肠反射区按摩手法

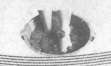

家庭足浴按摩

降结肠反射区

【位　置】　左脚脚掌跟骨前缘外侧带状区域（图3-55）。

【主　治】　便秘、腹泻、腹痛及肺部疾病。

【按摩手法】　以一手持脚，另一手半握拳，食指弯曲，以食指第一指尖关节顶点施力，由脚趾向脚跟方向推压（图3-56）。

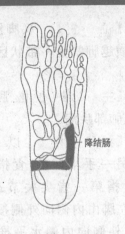

降结肠

图3-55　降结肠反射区

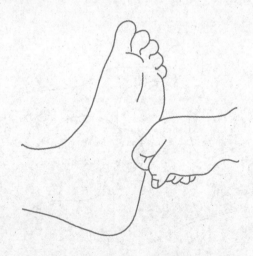

图3-56　降结肠反射区按摩手法

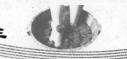

直肠反射区

【位　置】　左脚脚掌跟骨前缘呈一横带状（图3-57）。

【主　治】　直肠炎症、肠息肉、便秘、泄泻等。

【按摩手法】　以一手持脚，另一手半握拳，食指弯曲，以食指第一指尖关节顶点施力，由外侧向内侧推压（图3-58）。

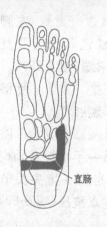

直肠

图3-57　直肠反射区

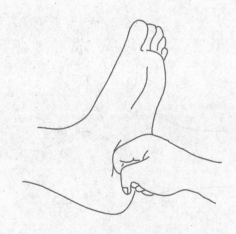

图3-58　直肠反射区按摩手法

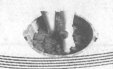

肛门反射区

【位　　置】　左脚脚掌跟骨前缘乙状结肠及直肠反射区的末端（图 3-59）。

【主　　治】　便秘、痔疮、瘘管、脱肛等。

【按摩手法】　以一手持脚，另一手半握拳，食指弯曲，以食指第一指尖关节顶点施力，定点按压（图 3-60）。

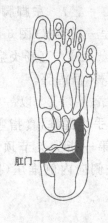

图 3-59　肛门反射区

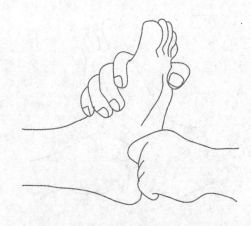

图 3-60　肛门反射区按摩手法

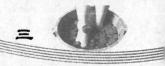

肝反射区

【位　置】　右脚脚掌第四跖骨与第五跖骨间,在肺反射区的下方(图3-61)。

【主　治】　肝硬化、肝功能失调、肝炎、肝大、脂肪肝、酒精肝等。

【按摩手法】　以一手持脚,另一手半握拳,食指弯曲,以食指第一指尖关节顶点施力,向脚趾方向推压(图3-62)。

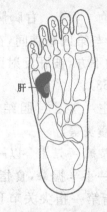

图3-61　肝反射区

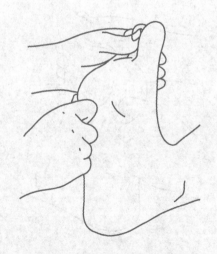

图3-62　肝反射区按摩手法

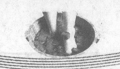

胆囊反射区

【位　置】　右脚脚掌第
三跖骨与第四跖骨间,在肺反
射区的下方,被肝反射区覆盖
(图 3-63)。

【主　治】　胆结石、黄
疸、胆囊炎等。

【按摩手法】　以一手持
脚,另一手半握拳,食指弯曲,
以食指第一指尖关节顶点施
力,定点推压(图 3-64)。

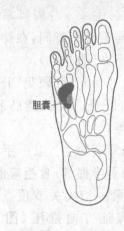

胆囊——

图 3-63　胆囊反射区

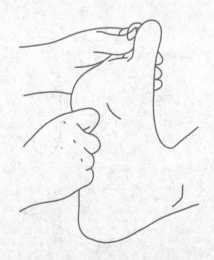

图 3-64　胆囊反射区按摩手法

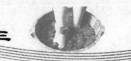

足部反射区及足部经穴

盲肠反射区

【位　置】　右脚掌跟骨
前缘，靠近外侧，与小肠和升
结肠的反射区连接（图3-65）。

【主　治】　便秘、腹胀、
腹痛、泄泻、阑尾炎等。

【按摩手法】　单食指叩
拳法，定点按压（图3-66）。

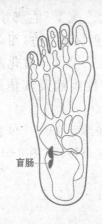

盲肠—

图3-65　盲肠反射区

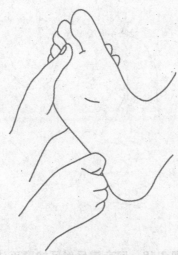

图3-66　盲肠反射区按摩手法

· **65** ·

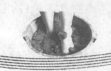

家庭足浴按摩

回盲瓣反射区

【位　置】　右脚掌,位于盲肠反射区稍上方(图3-67)。

【主　治】　消化系统吸收障碍性疾病及其他回盲部疾病等。

【按摩手法】　单食指叩拳法,定点按压(图3-68)。

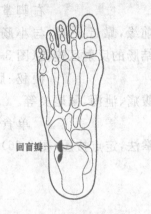

图 3-67　回盲瓣反射区

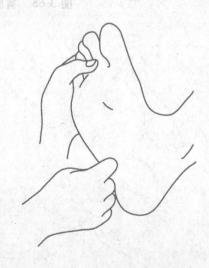

图 3-68　回盲瓣反射区按摩手法

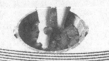

足部反射区及足部经穴

升结肠反射区

【位　　置】　右脚掌,紧贴
小肠反射区外侧,一直延伸至
横结肠处。其分布与左脚的
降结肠对称(图3-69)。

【主　　治】　便秘、腹泻、
腹痛、腹胀及结肠炎等。

【按摩手法】　单食指叩
拳法,以食指关节顶点施力,
由脚跟向脚趾方向压刮(图3-
70)。

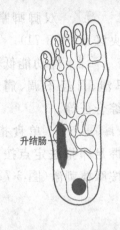

升结肠

图3-69　升结肠反射区

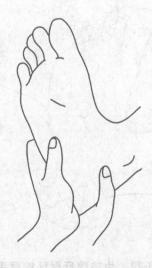

图3-70　升结肠反射区按摩手法

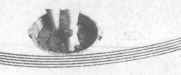

生殖腺反射区

【位　置】　双脚脚掌跟骨正中央区域（图 3-71）。

【主　治】　性功能低下、阳痿、早泄、月经不调、痛经、更年期综合征等。

【按摩手法】　单食指叩拳法或握足叩指法定点按压，也可用按摩棒刺激（图 3-72）。

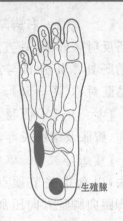

生殖腺

图 3-71　生殖腺反射区

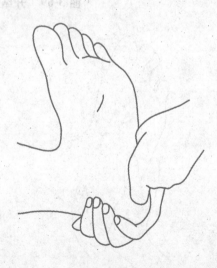

图 3-72　生殖腺反射区按摩手法

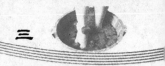

腹腔神经丛反射区

【位　置】　双脚掌中心，在第二、三、四跖骨之间的中央区域，在肾反射区附近位置。简易找法：以肾反射区为圆心的一个圆，但不超出二、三、四跖骨的宽度（图 3-73）。

【主　治】　各种消化系统疾病：神经性胃肠病症、腹胀、腹泻、气闷、打嗝、烦躁等。

【按摩手法】　双指叩拳法或单食指叩拳法，可用双指叩拳法由上向下压刮；或用单食指叩拳法从两侧沿半圆画弧向下刮压。要求手法力度要均匀，稍慢（图 3-74）。

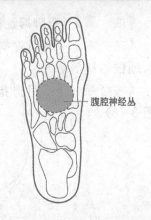

腹腔神经丛

图 3-73　腹腔神经丛反射区

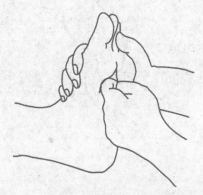

图 3-74　腹腔神经丛反射区按摩手法

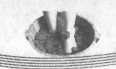

颈椎反射区

【位　置】　双脚拇趾根部内侧缘横纹尽头处(图 3-75)。

【主　治】　颈项疼痛、颈椎骨质增生、颈椎间盘突出症、颈椎错缝等。

【按摩手法】　用拇指指端沿该区域向脚跟方向推压(图 3-76)。

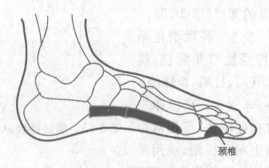

颈椎

图 3-75　颈椎反射区

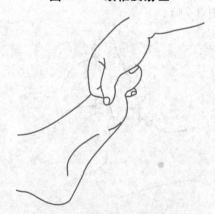

图 3-76　颈椎反射区按摩手法

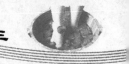

胸椎反射区

【位　置】　双脚足弓内侧缘第一跖骨下方,从第一跖趾关节直到跖楔骨关节止(图 3-77)。

【主　治】　胸椎压缩性骨折、胸椎间盘突出、胸椎后关节紊乱症、肩背酸痛等。

【按摩手法】　捏指法,由足趾端至足跟端紧压第二跖骨的底缘推压(图 3-78)。

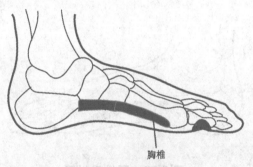

胸椎

图 3-77　胸椎反射区

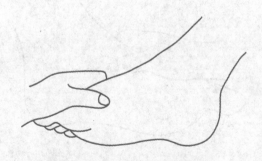

图 3-78　胸椎反射区按摩手法

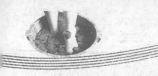

家庭足浴按摩

腰椎反射区

【位　置】　双脚足弓内侧缘楔骨至舟骨下方,前接胸椎反射区,后接骶椎、尾椎反射区(图 3-79)。

【主　治】　急慢性腰肌损伤、腰椎间盘突出症、腰椎骨质增生、腰椎后关节紊乱症等。

【按摩手法】　用拇指指端沿该区域向脚跟方向推压(图 3-80)。

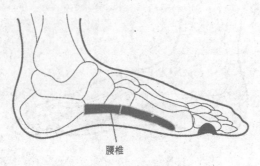

腰椎

图 3-79　腰椎反射区

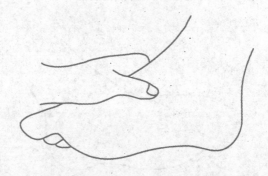

图 3-80　腰椎反射区按摩手法

· 72 ·

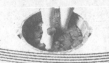

骶椎、尾椎反射区

【位　置】　双脚足弓内侧缘距骨下方凹陷入至跟骨内侧缘止，前接腰椎反射区，后连内尾骨反射区（图 3-81）。

【主　治】　骶骨受伤、骶椎骨质增生、腰关节伤痛、坐骨神经痛及盆腔脏器疾病等。

【按摩手法】　用拇指指端沿该区域向脚跟方向推压（图 3-82）。

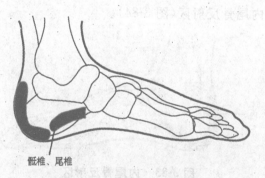

骶椎、尾椎

图 3-81　骶椎、尾椎反射区

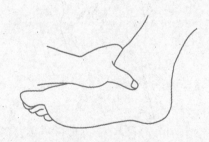

图 3-82　骶椎、尾椎反射区按摩手法

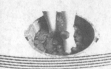

内尾骨反射区

【位　　置】　双脚跟部,起于跟骨粗隆,沿后正中线至跟骨后缘赤白肉际处,再沿跟骨内侧缘向前至跟骨内侧前缘止的带状区域(图3-83)。

【主　　治】　尾骨脱位、坐骨神经痛、尾骨骨折后遗症、臀肌筋膜炎。

【按摩手法】　用拇指指端从足跟上向足跟底方向压推,止于内尾骨反射区(图3-84)。

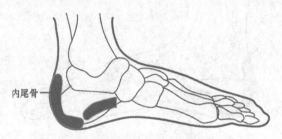

图3-83　内尾骨反射区

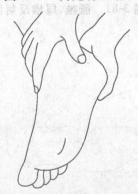

图3-84　内尾骨反射区按摩手法

内尾骨

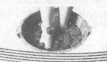

子宫或前列腺反射区

【位　置】　足跟骨内侧，内踝后下方的直角三角形区域；子宫或前列腺的敏感点在直角顶点处，子宫颈的敏感点在三角形斜边的上段，阴茎、阴道、尿道反射区尽头处（图3-85）。

【主　治】　女性：子宫肌瘤、子宫脱垂、宫颈炎、子宫发育不良、月经不调、痛经。男性：前列腺肥大、前列腺炎、排尿困难、尿频、血尿等。

【按摩手法】　用拇指罗纹面由足跟向内踝后推压（图3-86）。

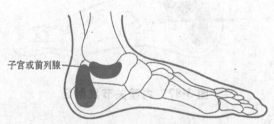

子宫或前列腺

图3-85　子宫或前列腺反射区

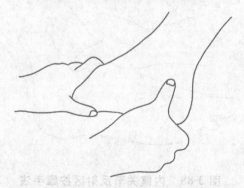

图3-86　子宫或前列腺反射区按摩手法

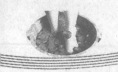

内踝关节反射区

【位　置】　双脚内踝下方的弧形凹陷区域（图 3-87）。

【主　治】　坐骨神经痛、髋关节痛、腰背痛等。

【按摩手法】　捏指法，围绕内踝由前向后压推（图 3-88）。

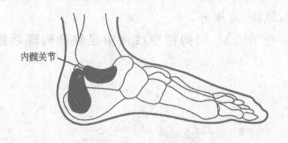

内髋关节

图 3-87　内髋关节反射区

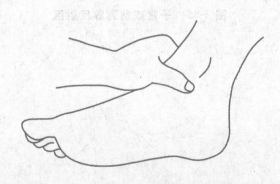

图 3-88　内髋关节反射区按摩手法

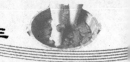

足部反射区及足部经穴

三

外髋关节反射区

【位　置】　双脚外踝下方的弧形凹陷区域，与内髋关节对称（图 3-89）。

【主　治】　坐骨神经痛、髋关节痛、腰背痛等。

【按摩手法】　捏指法沿着外踝关节下缘由前向后推压（图 3-90）。

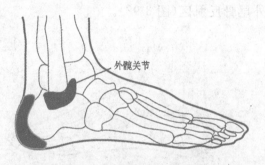

外髋关节

图 3-89　外髋关节反射区

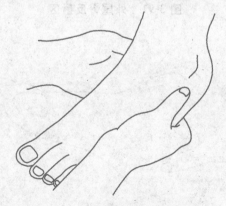

图 3-90　外髋关节反射区按摩手法

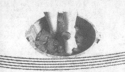

外尾骨反射区

【位　置】　双足足跟外侧,沿跟骨外侧后下方转向上,呈一带状区域(图3-91)。

【主　治】　坐骨神经痛、尾骨脱位、尾骨骨折后遗症、臀肌筋膜炎。

【按摩手法】　用拇指指端从足跟上向足跟底方向压推,止于外尾骨反射区(图3-92)。

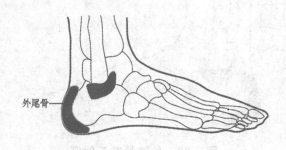

外尾骨

图3-91　外尾骨反射区

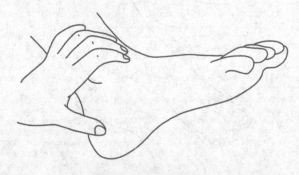

图3-92　外尾骨反射区按摩手法

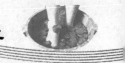

阴茎、阴道、尿道反射区

【位　置】　脚跟内侧，自膀胱反射区向上延伸至距骨和舟骨之间隙（脚内侧凹沟处）（图3-93）。

【主　治】　泌尿系感染、阳痿、早泄，尤其对尿道炎、阴道炎疗效更为明显。

【按摩手法】　足部保持外展姿态，一手固定足前部，另一手用单食指叩拳法自膀胱反射区沿内踝下方向后上方压刮（图3-94）。

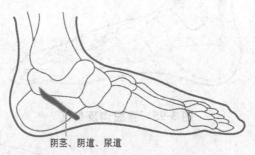

阴茎、阴道、尿道

图3-93　阴茎、阴道、尿道反射区

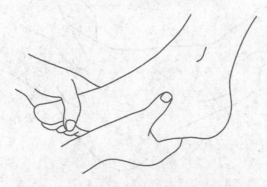

图3-94　阴茎、阴道、尿道反射区按摩手法

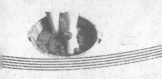

家庭足浴按摩

腹股沟反射区

【位　置】　内踝尖前上方凹陷处,下身淋巴结反射区上方约1厘米处(图3-95)。

【主　治】　生殖系统慢性病症、性功能障碍、疝气等。

【按摩手法】　捏指法,用指腹定点按揉(图3-96)。

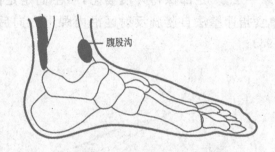

腹股沟

图 3-95　腹股沟反射区

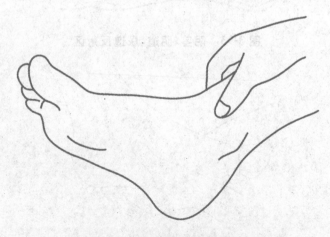

图 3-96　腹股沟反射区按摩手法

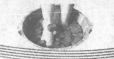

直肠、肛门反射区

【位　置】　双腿胫骨内侧后方,趾长屈肌腱间,约踝骨后方起向上延伸至四指宽的带状区域(图3-97)。

【主　治】　痔疮、便秘、直肠炎、静脉曲张、肛裂等。

【按摩手法】　用拇指指端自内踝后向小腿方向推摩(图3-98)。

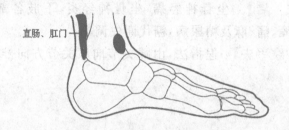

直肠、肛门

图 3-97　直肠、肛门反射区

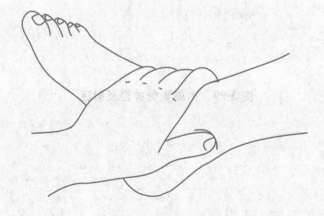

图 3-98　直肠、肛门反射区按摩手法

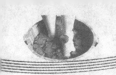

内侧坐骨神经反射区

【位　置】　双小腿内侧,双足内踝关节后方凹陷处(太溪穴)起,沿胫骨后缘上行至胫骨内侧踝下方凹陷处(阴陵泉穴)为止的一带状区域。注意:内侧坐骨神经反射区与直肠、肛门反射区起点相同,位置重叠,但直肠、肛门反射区较短(图3-99)。

【主　治】　坐骨神经痛,坐骨神经炎,下肢各部位的痿、痹、瘫、痛、麻及糖尿病,糖代谢失调等。

【按摩手法】　捏指法,由踝关节向膝关节方向推压(图3-100)。

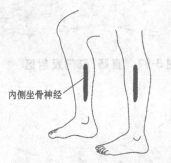

内侧坐骨神经

图 3-99　内侧坐骨神经反射区

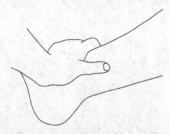

图 3-100　内侧坐骨神经反射区按摩手法

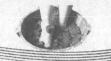

外侧坐骨神经反射区

【位　置】　双小腿外侧,沿腓骨前缘向上延伸至腓骨小头前下方的凹陷处(阳陵穴)的一带状区域(图 3-101)。

【主　治】　坐骨神经炎、坐骨神经痛及下肢各部位的痿、痹、瘫、痛、麻。

【按摩手法】　捏指法,由踝关节向膝关节方向推压(图3-102)。

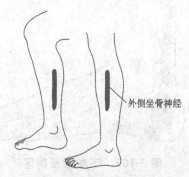

图 3-101　外侧坐骨神经反射区

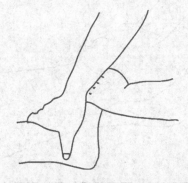

图 3-102　外侧坐骨神经反射区按摩手法

下腹部反射区

【位　置】　双足腓骨外侧后方,自脚踝骨后方向上延伸四横指的一带状区(图3-103)。

【主　治】　妇科疾病的月经不调、痛经及生殖系统疾病。

【按摩手法】　拇指指腹施力,自踝骨后方向上推按(图3-104)。

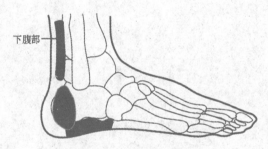

下腹部

图 3-103　下腹部反射区

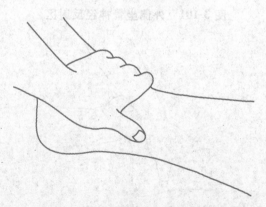

图 3-104　下腹部反射区按摩手法

膝关节反射区

【位　置】　双足掌外侧缘，骰骨与跟骨外侧缘之间形成的一半月形凹陷区域，赤白肉际稍上方（图 3-105）。

【主　治】　膝关节疼痛、膝关节炎、风湿病、韧带损伤、脂肪垫损伤等局部病症。

【按摩手法】　单食指叩拳法，吸定按揉（图 3-106）。

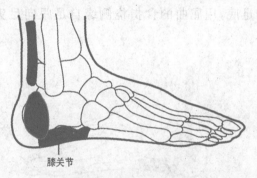

膝关节

图 3-105　膝关节反射区

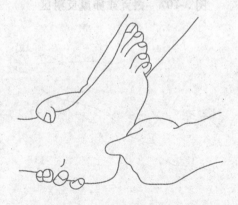

图 3-106　膝关节反射区按摩手法

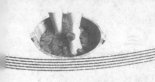

睾丸或卵巢反射区

【位　置】　双足跟外侧,外踝后下方的直角三角形区域(与子宫或前列腺的反射区位置相对称);输精管或输卵管在直角三角形斜边上(图 3-107)。

【主　治】　阳痿、月经不调、更年期综合征。

【按摩手法】　睾丸、卵巢(生殖腺):单食指刮压法,拇指固定于足底,用屈曲的食指桡侧缘自足跟向足尖刮压(图 3-108)。

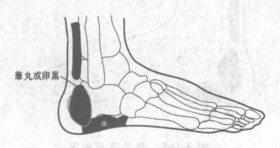

睾丸或卵巢

图 3-107　睾丸或卵巢反射区

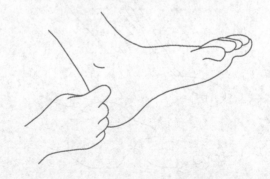

图 3-108　睾丸或卵巢反射区按摩手法

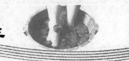

肘关节反射区

【位　置】　双足掌外侧缘,第五跖骨粗隆与骰骨之关节突起处及前后两侧的小凹陷(图3-109)。

【主　治】　肘关节外伤引起疼痛、功能活动障碍、网球肘、肱骨内上髁炎、尺骨鹰嘴滑囊炎等。

【按摩手法】　用拇指指端向足跟方向按压(图3-110)。

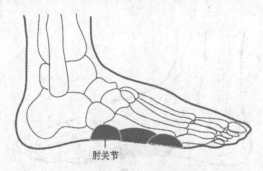

肘关节

图3-109　肘关节反射区

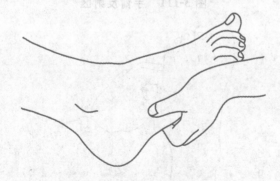

图3-110　肘关节反射区按摩手法

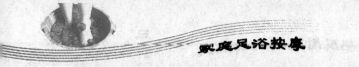

手臂反射区

【位　置】　脚外侧第五跖骨后,肩关节反射区与肘关节反射区之间(图3-111)。

【主　治】　手臂受伤、手臂酸痛、举抬不便、活动受限等。

【按摩手法】　用拇指指端和食指指端相对捏压(图3-112)。

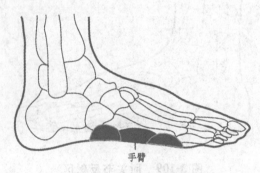

图 3-111　手臂反射区

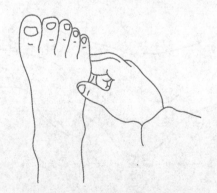

图 3-112　手臂反射区按摩手法

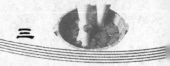

足部反射区及足部经穴

肩关节反射区

【位　置】　双足掌外侧缘，第五跖趾关节突起处（图3-113）。

【主　治】　肩周炎、手臂无力、肩臂酸痛、冈上肌肌腱炎等。

【按摩手法】　单食指叩拳法，定点按揉（图3-114）。

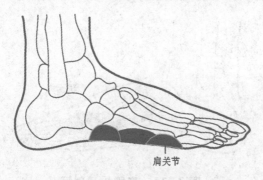

图3-113　肩关节反射区

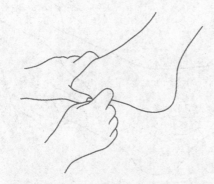

图3-114　肩关节反射区按摩手法

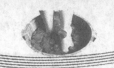

肩胛骨反射区

【位　置】　双足背第四、五趾骨与楔骨连成的带状区域（图 3-115）。

【主　治】　肩周炎、落枕、冈上肌肌腱炎、肩背部肌筋膜炎。

【按摩手法】　用拇指指端向足跟方向压推（图 3-116）。

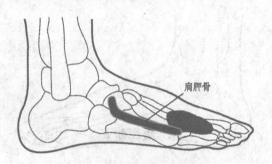

图 3-115　肩胛骨反射区

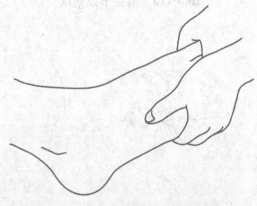

图 3-116　肩胛骨反射区按摩手法

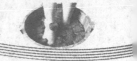

胸(乳房)反射区

【位　置】　双足足背第二、三、四趾骨之间,呈一圆形的区域(图 3-117)。

【主　治】　胸闷、胸痛、乳腺炎、乳腺囊肿、女性经期乳房胀痛等。

【手法操作】　双手拇指指端向足踝方向推摩(图 3-118)。

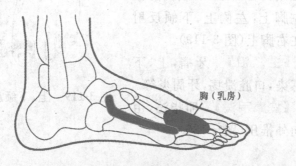

胸(乳房)

图 3-117　胸(乳房)反射区

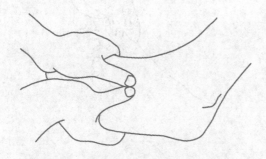

图 3-118　胸(乳房)反射区按摩手法

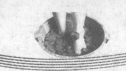

家庭足浴按摩

上、下颌反射区

【位　置】　上颌:双足足
背拇趾远端趾节骨横纹前方,
呈一条横带状区域。下颌:双
脚拇趾背,拇趾背趾间关节横
纹后方与上颌等宽等长的带
状区域。右侧上、下颌反射区
在左脚上,左侧上、下颌反射
区在右脚上(图 3-119)。

【主　治】　牙痛,上、下
颌感染,口腔溃疡,牙周炎等。

【按摩手法】　叩指法,由
内向外推压(图 3-120)。

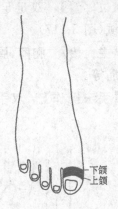

图 3-119　上、下颌反射区

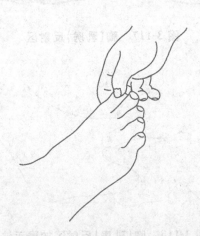

图 3-120　上、下颌反射区按摩手法

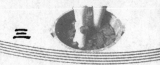

扁桃体反射区

【位　置】　双脚拇趾背，
近端趾骨背面背伸肌腱两侧
的凹陷中(图 3-121)。

【主　治】　上呼吸道感
染,扁桃体发炎、肿胀、化脓,
咽喉肿痛等。

【按摩手法】　双手叩指
法,用双手拇指指端向足心方
向掐揉(图 3-122)。

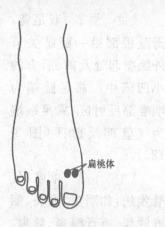

图 3-121　扁桃体反射区

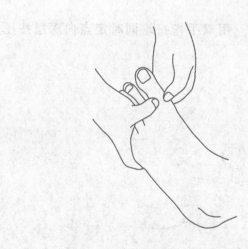

图 3-122　扁桃体反射区按摩手法

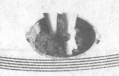

家庭足浴按摩

喉、气管、声带反射区

【位　置】　双足背，拇趾根部第一趾趾关节外缘突起处及前、后方的小凹陷中。靠足趾端为咽喉部反射区，靠足跟端为气管部反射区（图 3-123）。

【主　治】　咽喉、气管疾病，如咽炎、喉炎、咽喉肿痛、声音嘶哑、咳嗽、气喘、气管炎、上呼吸道感染等。

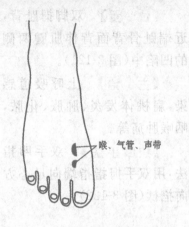

图 3-123　喉、气管、声带反射区

【按摩手法】　用双手指指端同时定点向深层按压（图 3-124）。

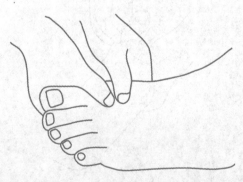

图 3-124　喉、气管、声带反射区按摩手法

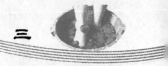

胸部淋巴结反射区

【位　置】 双足背第一、二趾骨之间的缝隙中（图 3-125）。

【主　治】 各种炎症、发热、风湿、肿瘤、胸痛等。

【按摩手法】 单食指刮压法，拇指固定于足底，用伸直的食指桡侧缘压入反射区，其他手指压在食指上加力，由近心端向足趾方向压刮（图 3-126）。

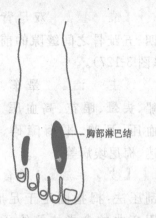

图 3-125　胸部淋巴结反射区

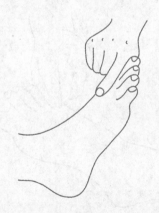

图 3-126　胸部淋巴结反射区按摩手法

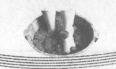
内耳迷路反射区

【位　置】　双足背第四、五趾骨之间缝隙的前段（图 3-127）。

【主　治】　晕车、晕船、头晕、眼花、高血压、低血压、耳鸣、平衡障碍、昏迷、梅尼埃病等。

【按摩手法】　单食指刮压法，拇指固定于足底，用弯曲的食指桡侧缘压入反射区，其他手指压在食指上加力，由近心端向足趾方向压刮（图 3-128）。

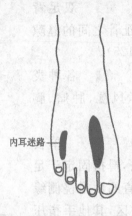

图 3-127　内耳迷路反射区

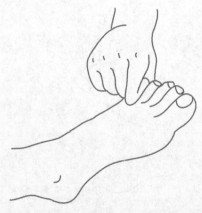

图 3-128　内耳迷路反射区按摩手法

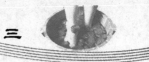

膈（横膈膜）反射区

【位　置】　足内侧的第一跖楔关节与足外侧的跖骰关节在足背的连线上，可触及一串骨突。其与足底的横结肠几乎首尾相连，围绕足部一圈（图3-129）。

【主　治】　打嗝、岔气、恶心、呕吐、腹胀、横膈膜疝气等。

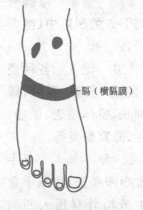

膈（横膈膜）

图 3-129　膈（横膈膜）反射区

【按摩手法】　双拇指捏指法或双食指刮压法，自膈（横膈膜）反射区中央向两侧刮压（图3-130）。

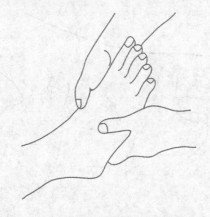

图 3-130　膈（横膈膜）反射区按摩手法

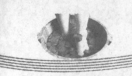

上身淋巴结反射区

【位　置】 以脚外踝前下方的凹陷中（图3-131）。

【主　治】 各种炎症、发热、水肿、囊肿、踝部肿胀、抗体缺乏、肌瘤、癌症、蜂窝织炎等。

【按摩手法】 双手单食指叩拳法，用双手食指中节指骨背压入凹陷中，以有酸胀感而无刺痛为佳，反复吸定按揉 3～5 次；或用捏指法，以拇指指腹吸定按揉（图3-132）。

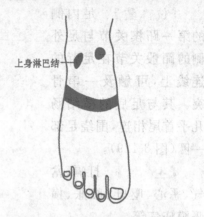

图 3-131　　上身淋巴结反射区

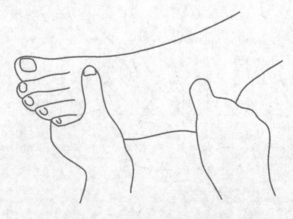

图 3-132　　上身淋巴结反射区按摩手法

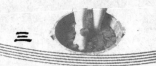

下身淋巴结反射区

【位　置】　脚内踝前下方的凹陷中（图 3-133）。

【主　治】　各种炎症、发热、水肿、囊肿、踝部肿胀、抗体缺乏、肌瘤、癌症、蜂窝织炎等。

【按摩手法】　双手单食指叩拳法，用双手食指中节指骨背压入凹陷中，以有酸胀感而无刺痛为佳，反复吸定按揉 3～

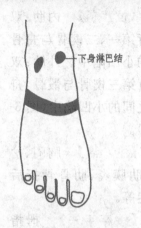

图 3-133　下身淋巴结反射区

5 次；或用捏指法，以拇指指腹吸定按揉（图 3-134）。

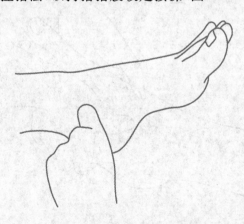

图 3-134　下身淋巴结反射区按摩手法

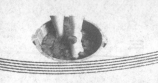

内肋、外肋反射区

【位　置】　内肋：双脚背第一、二楔骨与舟骨间的小凹陷中。外肋：双脚背第三楔骨与骰骨、舟骨之间的小凹陷中（图3-135）。

【主　治】　胸闷、岔气、肋膜炎、肋骨骨折后遗症等。

【按摩手法】　拇指捏指法，在小凹陷处定点按揉（图3-136）。

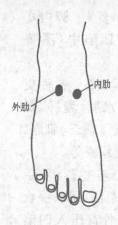

图3-135　内、外肋反射区

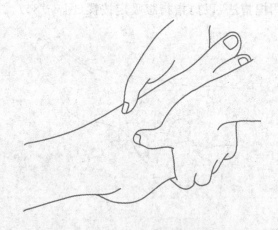

图3-136　内、外肋反射区按摩手法

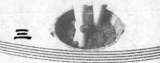

食管反射区

【位　置】　双脚甲
状腺和甲状旁腺反射区
中间，第一跖趾关节处
（图 3-137）。

【主　治】　食管炎、
食管静脉曲张、甲状腺肿
大等。

【按摩手法】　用拇
指指端向脚跟方向按压
（图 3-138）。

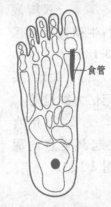

食管

图 3-137　食管反射区

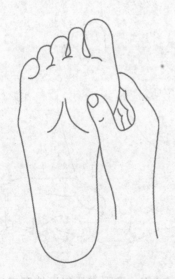

图 3-138　食管反射区按摩手法

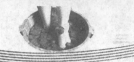

安眠点反射区

【位　置】　双脚底跟骨前端，生殖腺反射区前方（图3-139）。

【主　治】　失眠、头昏头痛、记忆力减退等。

【按摩手法】　用食指关节突起部定点向深层顶按（图3-140）。

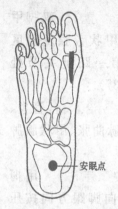

安眠点

图 3-139　安眠点反射区

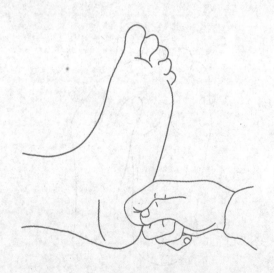

图 3-140　安眠点反射区按摩手法

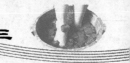

颈部淋巴结反射区

【位　置】　双脚脚背各趾蹼间，共8点（图3-141）。

【主　治】　发热、腮腺炎、哮喘、甲亢、甲状腺肿大等。

【按摩手法】　用拇指指端和食指指端相对捏揉该反射区（图3-142）。

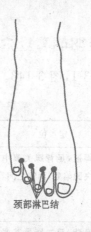

图 3-141　颈部淋巴结反射区

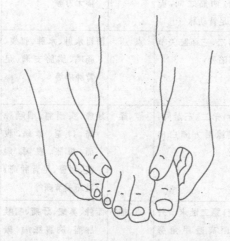

图 3-142　颈部淋巴结反射区按摩手法

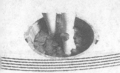

（三）足部常用穴位

1. 足阳明胃经穴

见表 3-1，图 3-143。

表 3-1　足阳明胃经穴

穴位名称	定　位	按摩手法	主　治	功　能
解 溪	在踝区，足背踝关节中央凹陷处，两筋之间	点、拨、掐	头面水肿、头痛、眩晕、腹胀、便秘、癫狂、踝关节肿痛、下肢瘫痪等	健脾化湿、清胃降逆
冲 阳	在足背，第二跖骨基底部与中间楔状骨关节处，两筋之间，能触及足背动脉	点、压	面肿、牙痛、口眼㖞斜、癫狂、胃痛、腹胀、足痿无力等	清胃宁神、扶正化湿
陷 谷	足背第二、三跖趾关节后凹陷处	点、压	面目水肿、水肿、腹痛、肠鸣、胸胁支满、足背肿痛等	和胃降逆、健脾消水
内 庭	在足背，第二、三趾间，趾蹼缘后方赤白肉际处	点、揉	牙痛、头面痛、咽喉肿痛、口歪、鼻衄、腹痛、腹胀、腹泻、痢疾、便秘、足背肿痛、趾跖关节痛等	清胃肠湿热
厉 兑	在足趾，第二趾末节外侧，距离趾甲角旁0.1寸	点、掐	面肿、鼻衄、牙痛、咽喉肿痛、胸腹胀满、癫痫等	清阳明、定神志、通经气

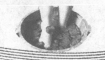
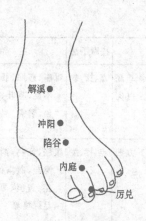

解溪●

冲阳●

陷谷●

内庭●

厉兑

图 3-143　足阳明胃经穴

2. 足太阴脾经穴

见表 3-2,图 3-144。

表 3-2　足太阴脾经穴

穴位名称	定　位	按摩手法	主　治	功　能
隐　白	在足趾,大趾末节内侧,趾甲根角侧后方 0.1 寸	点、揉、掐	月经不调、崩漏、鼻衄、便血、尿血、腹胀、癫狂、失眠多梦、惊风、胸满、咳吐、足趾痛等	安神定志、健脾和胃
大　都	在足内侧缘,足大趾第一跖趾前下方赤白肉际处	点、揉、拿、掐	腹胀、腹痛、腹泻、便秘、高热无汗、小儿惊风、足痛	理脾胃、补中气、助运化、解表邪
太　白	在足内侧缘,足大趾第一跖趾后下方赤白肉际处	点、揉、拿、掐	腹胀、腹痛、腹泻、便秘、痢疾、心痛、胸胁胀痛、肢节疼痛	健脾和胃、理气化湿

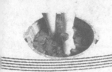
续表

穴位名称	定 位	按摩手法	主 治	功 能
公 孙	在跖区，第一跖骨基底部的前下缘，赤白肉际处	点、揉、拿	胃痛、腹胀、肠鸣、消化不良、呕吐、腹泻、便秘、痢疾	健脾胃、调冲脉
商 丘	在踝区，内踝前下方凹陷处	点、揉、拨	腹胀、肠鸣、消化不良、呕吐、腹泻、便秘、痢疾、黄疸、两足无力、足踝痛等	舒筋活络、健脾利湿
三阴交	在小腿内侧，足内踝尖上3寸，胫骨内侧缘后际	点、掐、揉、擦	腹胀、肠鸣、脾胃虚弱、腹痛、腹泻、月经不调、闭经、崩漏、遗精、阳痿、遗尿、疝气、脚气、失眠、湿疹、下肢痿痹瘫等	健脾胃、助运化、通经络、调气血

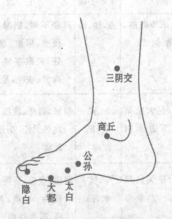

图 3-144 足太阴脾经穴

3. 足太阴膀胱经穴

见表 3-3,图 3-145。

表 3-3　足太阳膀胱经穴

穴位名称	定　位	按摩手法	主　治	功　能
昆　仑	在踝区,外踝高点与跟腱之间的凹陷处	点、按、揉、弹拨	头痛、项强、目痛、目眩、鼻衄、癫痫、难产、疟疾、腰骶疼痛、脚跟肿痛等	强腰补肾、解肌通络
仆　参	在踝区,外踝后下方,昆仑直下,赤白肉际处	点、按、揉、压、搓、推	足跟痛、足痿、癫痫等	舒筋利湿、益肾健骨、安神定志
申　脉	在踝区,外踝尖直下,外踝下缘凹陷处	点、按、揉	头痛、眩晕、目赤痛、鼻衄、口眼㖞斜、癫狂、失眠、腰腿酸痛	宁心安神、舒筋通络、疏风解表
金　门	在足背,外踝前缘直下,第五跖骨粗隆后方,骰骨外侧凹陷处	点、按、揉、拿	头痛、牙痛、癫痫、小儿惊风、腰腿痛、肩背痛、下肢痿痹、外踝痛、足部扭伤等	舒筋活络、苏厥安神
京　骨	在跖区,第五跖骨粗隆下,赤白肉际处	掐、点、按	头痛、眩晕、项强、目赤、目翳、鼻塞、癫痫、腰痛、半身不遂、寒湿脚气等	宁神志、疏风热、通经络
束　骨	在跖区,第五跖骨小头后缘,赤白肉际处	点、揉	头痛、项强、目眩、目赤、耳聋、癫狂、腰腿痛等	清头目、泻毒热、散风邪、舒筋脉
足通谷	在足趾,第五跖趾关节前缘,赤白肉际处	揉、掐、点	头痛、项强、目眩、鼻衄、癫狂、热病、咳嗽、气喘等	散风清热、镇静安神

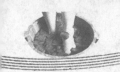
续表

穴位名称	定位	按摩手法	主治	功能
至阴	在足小趾外侧,趾甲根角侧后方0.1寸(指寸)	掐、按、点、揉	头痛、目痛、鼻塞、鼻衄、心烦、胸胁痛、小便不利等	祛风邪、通血脉、理气机、明头目

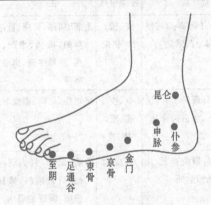

图3-145 足太阳膀胱经穴

4. 足少阴肾经穴

见表3-4,图3-146。

表3-4 足少阴肾经穴

穴位名称	定位	按摩手法	主治	功能
涌泉	在足底部,屈足蹞趾时足心最凹陷处,约足底第二、三趾蹼缘与足跟中点连线的前1/3与后2/3交点上	按、揉、擦、推	咳嗽、气喘、咽喉肿痛、咯血、肺痨、头痛、头昏、目眩、鼻衄、失声、失眠、便秘、小便不利、小儿惊风、癫狂、昏厥、阳痿、经闭、难产、足心热、下肢瘫痪	开窍救逆、除烦宁神、滋肾清热

穴位名称	定　位	按摩手法	主　治	功　能
然　谷	在足内侧缘,足舟骨粗隆下缘凹陷处	点、揉、擦	咽喉肿痛、咯血、消渴、泄泻、月经不调、带下、遗精、尿血、小便不利、小儿脐风、口噤	清虚热、滋肾阴、利膀胱、理下焦
太　溪	在足内侧缘,足舟骨粗隆下缘凹陷处	点、掐、捻	咽喉肿痛、咯血、消渴、泄泻、月经不调、带下、遗精、尿血、小便不利、小儿脐风、口噤	滋补下焦、调理冲任、清肺止咳
大　钟	在足跟区,太溪穴下0.5寸稍后,跟骨上缘,跟腱附踝部的内侧前方凹陷处	点、按、揉	咳嗽、气喘、咽喉肿痛、咯血、烦心、失眠、痴呆、癃闭、遗尿、便秘、月经不调、足跟肿痛、腰脊强痛	补益肾精、调和气血
水　泉	在足跟区,太溪穴直下1寸,跟骨结节内侧凹陷处	点、按、揉	月经不调、痛经、经闭、子宫脱垂、小便不利、腹痛、足跟痛	调气血、疏下焦、理冲任
照　海	在足踝区,内踝尖下1寸,内踝下缘边际凹陷处	点、按、揉、拨	咽喉肿痛、心痛、气喘、便秘、肠鸣、腹泻、癫痫、失眠、月经不调、子宫脱垂等	清利下焦、清心安神、利咽止痛、调经和营
复　溜	在小腿内侧,太溪穴上2寸	拿、按、揉	腹胀、肠鸣、泄泻、水肿、盗汗、遗精、早泄、热病无汗、腰脊强痛	滋肾强腰、疏利下焦
交　信	在小腿内侧,复溜穴前0.5寸,胫骨内侧缘的后方凹陷处	拿、按、揉	腹泻、便秘、痢疾、月经不调、崩漏、睾丸肿痛、疝气	清湿热、调血分、补肾气

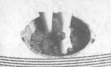

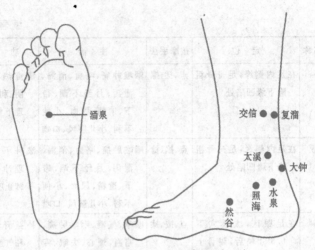

图3-146 足少阴肾经穴

5. 足少阳胆经穴

见表3-5,图3-147。

表3-5 足少阳胆经穴

穴位名称	定 位	按摩手法	主 治	功 能
悬 钟	在小腿外侧,外踝高点上3寸,腓骨后缘	点、拨	头晕、咽喉肿痛、颈项强痛、落枕、胸腹胀满、腋下肿、胁肋疼痛、下肢痿痹、膝腿痛、半身不遂等	泄胆火、通经络、祛风湿
丘 墟	在足踝区,外踝的前下方,趾长伸肌腱的外侧凹陷处	点、揉	偏头痛、颈项痛、踝关节痛、偏瘫等	通经络、利关节
足临泣	在足背外侧,第四、五跖骨底结合部的前方,小趾伸肌腱外侧凹陷处	点、按、掐	头痛、目眩、咽喉肿痛、乳痈、瘰疬、胁肋疼痛、足跗肿痛等	疏肝熄火、清火化痰、明目聪耳

续表

穴位名称	定　位	按摩手法	主　治	功　能
地五会	在足背外侧,第四、五跖骨之间,当小趾伸肌腱内侧缘外	点、按、掐	头痛、目眩、目赤肿痛、耳聋、耳鸣、乳房胀痛、足跗肿痛等	明目聪耳、化湿消肿、清肝泻胆
侠溪	在足背外侧,第四、五趾间,趾蹼缘后方赤白肉际处	点、按、掐	头痛、颊肿、目外眦赤痛、耳聋、耳鸣、气喘、咳逆、胁肋疼痛、足跗肿痛、乳痈等	清热熄风、消肿止痛
足窍阴	在足趾,第四趾末节外侧,趾甲根角侧后方0.1寸(指寸)	点、按、掐	头痛、失眠、目赤肿痛、喉痹、胸胁痛、热病、月经不调等	清胆火、熄风热、疏肝气

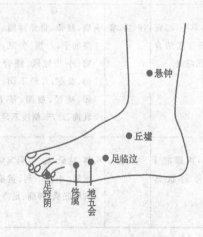

图 3-147　足少阳胆经穴

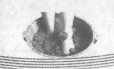

6. 足厥阴肝经穴

见表 3-6,图 3-148。

表 3-6　足厥阴肝经穴

穴位名称	定 位	按摩手法	主 治	功 能
大 敦	在足拇趾末节外侧,距趾甲 0.1 寸(指寸)	点、揉、推、掐	月经不调、经闭、崩漏、疝气、遗尿、癃闭、癫狂	理下焦、调经血、清神志
行 间	在足背侧,第一、二趾间缝纹端	点、揉、推	头痛、眩晕、目赤肿痛、耳聋、耳鸣、口歪、鼻衄、心烦、失眠、胸胁胀痛、月经过多、痛经、闭经、带下、遗精、阳痿	清下焦、泄肝火、凉血热
太 冲	在足背侧,第一、二跖骨间,跖骨底结合部前方凹陷处	按、揉、拿	头痛、眩晕、目赤肿痛、咽痛喉干、心烦、失眠、癫痫、小儿惊风、腰脊疼痛、瘰疬、月经不调、经闭、痛经、崩漏、带下、乳痈、难产、精液不足	泄肝火、清头目、行气血、化湿热
中 封	在足踝区,内踝前 1 寸,胫骨前肌腱内缘	点、揉	头痛、眩晕、疝气、阴茎痛、遗精、小便不利、黄疸、胸腹胀满、腰痛、足冷等	泻下焦湿邪、清肝经郁热

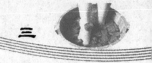

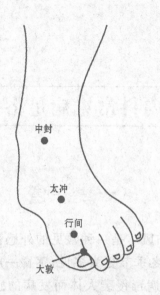

中封

太冲

行间

大敦

图 3-148　足厥阴肝经穴

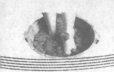

四、内科常见病足浴按摩

(一)感 冒

感冒俗称"伤风",是一种常见的外感性疾病,一年四季均可发病,以春、冬季节更为多见;感冒一般症状较轻,大多数天即愈。由于病毒侵袭人体而发病的感冒称为"流行性感冒",简称"流感",其表现为发病急骤,全身症状严重,蔓延迅速。

中医学认为感冒是因感受风邪所致,当气候骤变,冷热失常,或出汗出门时,风寒、风热之邪就乘虚而入。

【临床表现】 中医将感冒分为风寒型感冒、风热型感冒、暑湿型感冒和时行感冒(流行性感冒)4 种类型。

(1)风寒型感冒:恶寒重,发热轻或不发热,无汗,鼻痒喷嚏,鼻塞声重,咳嗽,咳痰白或清稀,流清涕,肢体酸楚疼痛,苔薄白,脉浮紧。

(2)风热型感冒:微恶风寒,发热重,有汗,鼻塞,流黄浊涕,咳痰稠或黄,咽喉红肿疼痛,口渴,苔薄黄,脉浮数有力。

(3)暑湿型感冒:发热不扬,头身困重,头痛如裹,胸闷纳呆,汗出不解,心烦口渴,舌苔白腻而厚或微微发黄,脉浮滑有力。

（4）时行感冒：患者的症状与风热感冒的症状相似。但时行感冒患者较风热感冒患者的症状重。患者可表现为突然畏寒、高热、头痛、怕冷、寒战、头痛剧烈、全身酸痛、疲乏无力、鼻塞、流涕、干咳、胸痛、恶心、食欲不振，婴幼儿或老年人可能并发肺炎或心力衰竭等。

足浴疗法

1. 葱白老姜方

【药物组成】　葱白15克，老姜（切片）15克，茶叶9克。

【制法用法】　上药加水1 000毫升，煎取药汁泡脚，并注意不要受凉。

【功效主治】　发汗解表。适用于感冒初期。

2. 银翘方

【药物组成】　金银花、连翘各50克，桔梗、薄荷各30克，淡豆豉、牛蒡子各20克，甘草10克。

【制法用法】　上药加水适量，水煎取药汁浴足，每次15～20分钟，每日2～3次，每日1剂。

【功效主治】　辛凉解表，清热解毒。适用于风寒感冒。

3. 大葱生姜方

【药物组成】　大葱、生姜各适量。

【制法用法】　上药加适量水煎取药汁浴足，每次15～20分钟，每日2～3次，每日1剂。另取葱、姜各适量捣糊，加食盐少许调匀,浴后外敷双足涌泉穴,包扎固定,每2小时换药1次。

【功效主治】 发汗解表。适用于风寒感冒。

4. 生姜陈皮方

【药物组成】 生姜、陈皮、苍耳、薄荷各30克。

【制法用法】 将上药放入药锅中,加水适量,煎后去渣,取药汁足浴,每次15~20分钟,每日2~3次,每日1剂。

【功效主治】 发汗解表。适用于风寒感冒。

5. 紫苏鸡蛋方

【药物组成】 紫苏叶60克,鸡蛋2个。

【制法用法】 上药加水适量煎煮,取药液浸泡双足,服食鸡蛋,每日1剂。

【功效主治】 发表散寒。适用于风寒感冒,咳嗽,下肢作冷者。

6. 紫苏叶方

【药物组成】 紫苏叶60克,或大叶桉叶2 500克。

【制法用法】 将紫苏叶或大叶桉叶放入药锅中,加水适量,连煮3次,去渣取汁,混匀浴足,每次20分钟,每日1~2次。

【功效主治】 疏风散寒。适用于风寒感冒咳嗽,下肢作冷者。

7. 贯众方

【药物组成】 贯众叶100克,荆芥、紫苏叶、防风各30

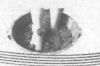

克,薄荷 20 克。

【制法用法】 上药加水适量,煎取药汁足浴,每次 15～20 分钟,每日 2～3 次,每日 1 剂。

【功效主治】 发汗解表。适用于伤风感冒。

8. 贯众防风方

【药物组成】 贯众叶、防风各 30 克。

【制法用法】 上药加水适量,煎取药汁足浴,每次 15～20 分钟,每日 2～3 次,每日 1 剂。

【功效主治】 发汗解表,祛风止痛。用于预防和治疗感冒。

9. 麻黄桂枝方

【药物组成】 麻黄、桂枝、紫苏叶各 15 克,生姜、甘草各10 克。

【制法用法】 上药加水适量,煎取药汁足浴,每次 15～20 分钟,每日 2～3 次,每日 1 剂。

【功效主治】 发汗解表。适用于风寒感冒。

10. 香苏方

【药物组成】 香附、紫苏叶各 120 克,陈皮 60 克,淡豆豉、甘草各 30 克。

【制法用法】 将上药放入药锅中,加水适量,煎后去渣取药汁足浴,每次 15～20 分钟,每日 2～3 次,每日 1 剂。

【功效主治】 理气解表。适用于外感风寒。

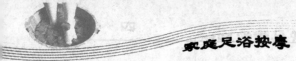

11. 羌活苍术方

【药物组成】 羌活、苍术、生姜、白矾、紫苏叶各等量。

【制法用法】 上药共研细末,每次取 10～30 克置适量温水中足浴,浴毕取药粉加米醋适量调为糊状敷双足心涌泉穴,每日 2～3 次,每日 1 剂。

【功效主治】 发汗解表。适用于感冒夹湿者。

12. 芥末足浴方

【药物组成】 芥末适量。

【制法用法】 将芥末置于温水中足浴,每日 2～3 次,每次 15～30 分钟。

【功效主治】 发表散寒。适用于风寒感冒。

13. 草乌紫苏方

【药物组成】 生草乌 10 克,紫苏叶、木瓜、槟榔、防风、白矾各 30 克。

【制法用法】 上药加水适量,煎取药汁,趁热浸洗双足,每日 1 次。

【功效主治】 疏散风寒。适用于风寒感冒。

14. 荆防败毒方

【药物组成】 荆芥、防风、羌活、独活、川芎各 9 克,白芷、柴胡、前胡、生姜各 12 克。

【制法用法】 将上药放入药锅中,加水适量,煎后去渣,取药汁足浴,每次 15～20 分钟,每日 2～3 次,每日 1 剂。

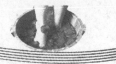

【功效主治】 发汗解毒,祛风除湿。适用于外感风寒者。

足部按摩疗法

【有效反射区】 鼻、肺及支气管、肾上腺、肾、输尿管、膀胱等反射区(图 4-1)。

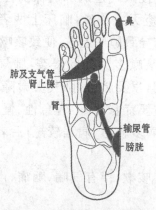

图 4-1 感冒足部反射区

【按摩手法】

(1)向足跟方向点按肾和肾上腺反射区各 50～100 次,以微有酸痛感为宜;由足趾向足跟方向推按输尿管反射区 30～50 次,用力要均匀,力量不宜太大,以自觉酸胀为宜。

(2)点按鼻、膀胱反射区各 50～100 次。

(3)由足外侧向足内侧推按肺、支气管反射区 50～100 次。

【生活保健】

(1)患病期间注意休息,保证充足睡眠,少食油腻食物,多喝水,吃清淡食物。

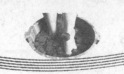

（2）加强体育锻炼，注意保暖，随季节增减衣服。

（3）治疗期间，避风寒、调情志，防止风感外邪。

（二）咳　嗽

　　咳嗽是机体对侵入气道病邪的保护性反应。中医学将有声无痰称咳，有痰无声称嗽，临床上两者常并见，通称咳嗽。凡外感或内伤导致肺气上逆，便致咳嗽。

　　中医学认为，咳嗽多为外邪侵袭，肺气失宣所致，也可由于脏腑功能失调，累及肺脏，肺气失肃降而发生。咳嗽是呼吸系统疾病的主要症状之一，有急性、慢性之分。前者为外感咳嗽，一般起病多较急、病程较短；后者为内伤咳嗽，一般起病较慢。

　　【临床表现】　咳嗽，伴有气喘、咽痛、声音嘶哑、咳痰或低气怯声等症状。

足浴疗法

1. 萝卜葱白方

　　【药物组成】　萝卜1个，葱白6根，生姜15克。

　　【制法用法】　将萝卜切成小片，用水3碗先将萝卜煮熟，再放葱白、姜，煮剩1碗汤，滤出药液，与1000毫升沸水同入脚盆中，先熏蒸，待水温适宜时浸泡双脚，每日2次，每次30分钟。

　　【功效主治】　宣肺解表，化痰止咳。适用于风寒咳嗽、痰多泡沫，伴畏寒、身倦酸痛等。

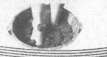

2. 陈皮茯苓方

【药物组成】 陈皮、法半夏、茯苓各 20 克,白芥子、紫苏子各 10 克。

【制法用法】 将诸药加清水适量浸泡 10 分钟后,煎取药汁,与 1 500 毫升沸水同入盆中,待温度适宜时泡脚,每次 30 分钟,每日 2 次,连续 5 日为 1 个疗程。

【功效主治】 理气健脾,止咳化痰。适用于痰湿咳嗽。

3. 栀子桃仁方

【药物组成】 栀子、桃仁各 30 克,杏仁、胡椒各 20 克。

【制法用法】 将上药研细末,用纱布包扎好放入锅内,加水适量煮沸后,待药液温度适宜,即可泡洗双脚,每次 20 分钟,每日 2 次,5 日为 1 个疗程。

【功效主治】 宣肺止咳,化痰行气。适用于慢性咳嗽。

4. 鱼腥草杏仁方

【药物组成】 鱼腥草 50 克,杏仁 25 克。

【制法用法】 将上药加水适量,煎煮 20 分钟,去渣取汁,与 2 000 毫升沸水同入泡脚盆中,先熏足,后温洗双足,每日熏泡 1 次,每次 30 分钟,6 日为 1 个疗程。

【功效主治】 疏风清热,化痰止咳。适用于风热咳嗽。

5. 桑叶连翘方

【药物组成】 鲜桑叶 500 克,连翘、菊花、牛蒡子各 50 克,前胡 40 克。

【制法用法】 将上药加水适量,煎煮 20 分钟,去渣取汁,与 2 000 毫升沸水同入盆中,先熏蒸,后泡洗双脚,每日熏泡 1 次,每次 40 分钟,5 日为 1 个疗程。

【功效主治】 疏风清热,化痰止咳。适用于风热咳嗽。

6. 半夏细辛方

【药物组成】 姜半夏、麻黄各 30 克,细辛 20 克,冰片 2 克。

【制法用法】 将前 3 味药入锅加水适量,煎煮 20 分钟,去渣取汁,与 2 000 毫升沸水同入脚盆中,再加入碾碎的冰片粉,搅匀即成。先熏蒸,后温洗双脚,每日熏泡 2 次,每次 30 分钟,5 日为 1 个疗程。

【功效主治】 疏风散寒,化痰止咳。适用于风寒咳嗽。

7. 紫菀百部方

【药物组成】 紫菀、百部、白前、桔梗各 20 克,陈皮、荆芥各 10 克,甘草 8 克。

【制法用法】 将上药加水 3 000 毫升,煎沸 10 分钟,滤出药液,待温度适宜时泡脚,每日 2 次,每次 30 分钟,7 日为 1 个疗程。

【功效主治】 化痰止咳。适用于咳嗽而痰咳不爽者。

8. 苏辛麻桂方

【药物组成】 紫苏叶、细辛、麻黄、桂枝各 15 克。

【制法用法】 将诸药放入药罐中,加清水适量浸泡 10 分钟后,煎取药汁,放入浴盆中,待温时足浴,每次 30 分钟,

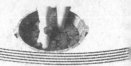

每日 2～3 次,每日 1 剂,5 日为 1 个疗程。

【功效主治】 疏风散寒,止咳化痰。适用于肺寒咳嗽。

9. 荞麦桔梗方

【药物组成】 金荞麦 60 克,桔梗、薄荷各 25 克。

【制法用法】 将上药入锅加水 2 000 毫升,煎煮 20 分钟,去渣取药汁,倒入脚盆中,先熏蒸,后泡洗双足,每日熏泡 1 次,每次 40 分钟,5 日为 1 个疗程。

【功效主治】 疏风清热,化痰止咳。适用于风热咳嗽。

足部按摩疗法

【有效反射区】 肾,肾上腺,肺及支气管,脾,输尿管,膀胱,甲状旁腺,喉、气管、声带、扁桃体,上身淋巴结等反射区(图 4-2)。

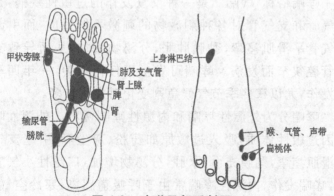

图 4-2 咳嗽足部反射区

【按摩手法】

(1)揉按肾上腺、肾、脾、输尿管、膀胱、甲状旁腺等反射

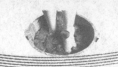
家庭足浴按摩

区,每个反射区按 10～30 次。

(2)揉按喉、气管、声带、肺及支气管,上身淋巴结,扁桃体等反射区,每个反射区按 50～100 次。

【生活保健】

(1)休息可减轻症状,所以咳嗽患者要注重休息。

(2)忌冷、酸、辣的食物,戒烟酒;多喝水,可补充身体消耗过多的水分;饮食宜清淡。

(3)患者应加强体育锻炼,增强体质,保持身体温暖,避免身体再感风寒。

(4)接触新鲜空气,有的患者在山中休养痊愈很快,这是因新鲜空气不会刺激肺和气管的缘故。

(三)哮　喘

哮喘俗称"气喘",是一种反复发作的过敏性疾病,是由于气管和支气管对各种刺激物的刺激不能适应,而引起的支气管平滑肌痉挛、黏膜肿胀、分泌物增加,从而导致支气管管腔狭窄而发病。哮喘可发生于任何年龄,一年四季都可发作,尤以寒冷季节气候急剧变化时发病较多。

哮喘分为外源性哮喘和内源性哮喘两种。外源性哮喘常因过敏性体质,吸入过敏原如药粉、灰尘等,引起支气管平滑肌痉挛,黏膜充血、水肿,分泌物增加,广泛性小气管狭窄,哮喘发作;内源性哮喘常由于呼吸道感染,寒冷空气,刺激性气体,生物、物理、化学或精神刺激等因素所诱发。中医学认为,痰宿内伏于肺,遇外邪、饮食、情志、劳倦等诱因触动肺中伏痰而发病。

124

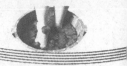

四

内科常见病泡脚按摩

【临床表现】　哮喘发作前往往有先兆症状,如鼻塞、流涕、打喷嚏等,若不及时治疗则出现带有哮鸣音的呼吸困难,持续数分钟至数小时,可自行或经治疗后缓解,严重的可延续数日、数周或呈反复发作。长期反复发作常并发慢性支气管炎和肺气肿。

足浴疗法

1. 萝卜橘皮方

【药物组成】　白萝卜50克,紫苏叶、鲜橘皮各100克。

【制法用法】　将萝卜洗净,切片,与另2味同放锅中,加清水适量,浸泡10分钟后,煎取药汁,倒入脚盆中,待温度适宜时足浴,每日2次,每次30分钟,5日为1个疗程。

【功效主治】　下气平喘。适用于肺气壅遏所致的哮喘。

2. 桂枝生姜方

【药物组成】　桂枝、生姜各30克,紫苏子、麻黄各20克,细辛15克。

【制法用法】　将上药入锅加水适量,煎煮20分钟,去渣取药汁,与2000毫升沸水同入盆中,先熏蒸,后温洗双足,每日熏泡1次,每次30分钟,10日为1个疗程。

【功效主治】　温肺散寒,止咳定喘。适用于寒痰所致的哮喘。

3. 三皮方

【药物组成】　陈皮、大腹皮、茯苓皮各100克。

125

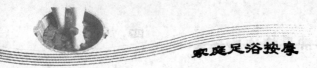

【制法用法】 将三皮加清水适量浸泡 10 分钟后,煎取药汁,倒入脚盆中,待温时足浴,每次 30 分钟,每日 3 次,7 日为 1 个疗程。

【功效主治】 化痰除湿。适用于痰湿喘嗽。

4. 三子养亲方

【药物组成】 紫苏子 10 克,白芥子 5 克,炒莱菔子 10 克,半夏 5 克,陈皮 20 克,茯苓 10 克,甘草 15 克。

【制法用法】 将上药加清水 1 500 毫升,煎数沸后,取药液倒入盆中,先熏蒸,待药温适宜时浸泡双脚,每日 2 次,每次 30 分钟,10 日为 1 个疗程。

【功效主治】 燥湿化痰,降逆平喘。适用于哮喘。

5. 四子厚朴方

【药物组成】 紫苏子 30 克,附子、白芥子、葶苈子各 20 克,厚朴 10 克。

【制法用法】 将上药入锅加水适量,煎煮 20 分钟,去渣取药汁,与 2 000 毫升沸水同入盆中,先熏蒸,温度适宜时浸泡双脚,每日熏泡 1 次,每次 30 分钟,7 日为 1 个疗程。

【功效主治】 温肺散寒,止咳定喘。适用于寒痰所致的哮喘。

6. 凤仙草诃子方

【药物组成】 凤仙草 1 株,白果仁、胡椒目、川椒目各 20 克,艾叶、杏仁、诃子各 25 克。

【制法用法】 上药加清水 2 000 毫升煎熬,去渣取药汁

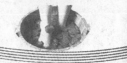

倒入沐盆内,先熏蒸,待药温适宜时再浸洗双足,每晚 1 次,10 次为 1 个疗程。

【功效主治】 消炎止喘。适用于哮喘。

7. 白芥子方

【药物组成】 白芥子适量。

【制法用法】 将白芥子研为细末,每取 300 克,以少量水调成糊状,直至出现芥子油气味,倒入脚盆中,加入沸水 1000 毫升,趁热熏蒸,温度适宜时浸泡双脚,每日 1 次,每次 30 分钟,10 日为 1 个疗程。

【功效主治】 下气平喘。适用于寒痰咳喘。

足部按摩疗法

【有效反射区】 肾、肾上腺、脑垂体、输尿管、膀胱、肺及支气管、颈部淋巴结、鼻、横结肠、升结肠、直肠、胃、胆囊、肝等反射区(图 4-3)。

【按摩手法】

(1)点按肾、肾上腺、脑垂体、膀胱、胃、胆囊、肝反射区各 50～100 次,按摩力度以局部感到胀痛为度。

(2)向下推按输尿管、肺及支气管反射区各 50～100 次,推按速度以每分钟 30～50 次为宜,以有酸胀感为佳。

(3)点按鼻、颈部淋巴结反射区各 100 次。

(4)推按升结肠、横结肠、直肠反射区各 50 次。

【生活保健】

(1)冬天应注意防寒,治疗期间如感受风寒则效果差,疗程会延长。

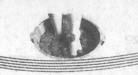
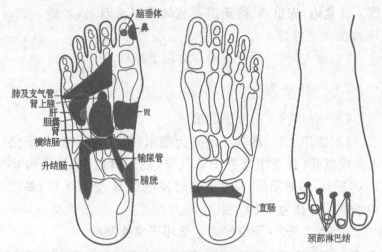

脑垂体
鼻
肺及支气管
肾上腺
肝
胆囊
肾
横结肠
升结肠
胃
输尿管
膀胱
直肠
颈部淋巴结

图4-3 哮喘足部反射区

（2）不食生冷食物，少食辛辣肥甘食品，戒烟酒，断绝痰热之源。

（3）根据患者身体状态，应做适当运动，以增强体质。

（4）对过敏引起的哮喘，应防止与过敏源接触。

（四）慢性支气管炎

慢性支气管炎简称慢支，是常见病、多发病，多见于呼吸系统功能较差者，是由急性支气管炎未及时治疗，经反复感染，长期刺激，如吸烟、吸入粉尘、病毒细菌感染、机体过敏、气候变化、大气污染等诱发而形成。

中医学认为，有风寒、风热、燥火、七情伤感、脾虚不运、湿痰浸肺、阴虚火灼、肺失宣降、气逆于上而咳喘咳痰，形成慢性支气管炎。

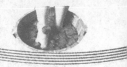

【临床表现】 主要症状为反复性慢性咳嗽、咳痰,伴有气喘等,且早、晚咳嗽加重,痰多呈白色,稀薄或黏稠痰。若经久不愈,可变生他病。

足浴疗法

1. 牵牛子橘皮方

【药物组成】 牵牛子 50 克,橘皮、佛耳草各 60 克,白芥子 30 克。

【制法用法】 将 4 味药入锅加水适量,煎煮 20 分钟,去渣取药汁,与 2 000 毫升沸水同入脚盆中,先熏蒸,后泡洗双脚,每日熏泡 1 次,每次 40 分钟,5 日为 1 个疗程。

【功效主治】 燥湿化痰,祛湿止咳。适用于慢性支气管炎。

2. 麻黄附子方

【药物组成】 炙麻黄、白芥子、半夏、地龙、细辛各 30 克,樟脑 10 克,附子 60 克。

【制法用法】 上药共研成细末,用生姜汁调和成糊状,放入脚盆中,加沸水 1 500 毫升,先熏蒸双脚,待温度适宜时浸泡双脚,每日 1 次,每次 40 分钟,10 日为 1 个疗程。

【功效主治】 祛湿化痰,理气止咳。适用于寒型慢性支气管炎。

3. 平地木瓜蒌方

【药物组成】 平地木 25 克,百部 10 克,全瓜蒌 10 克,

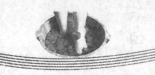

桃仁 10 克,绞股蓝 30 克,焦山楂 20 克,炙甘草 10 克。

【制法用法】 将上药加水 2 000 毫升,煎数沸,将药液倒入脚盆中,先熏蒸,待温度适宜时泡洗双脚,每日 2 次,每次 30 分钟,10 日为 1 个疗程。

【功效主治】 理气化痰,止咳平喘,扶正固元。适用于慢性支气管炎,证属寒邪侵袭、寒痰壅滞、肺脾两虚患者。

4. 葛红方

【药物组成】 葛根 30 克,红花 6 克,杏仁 10 克,鱼腥草 15 克,川贝母、百部、款冬花各 10 克。

【制法用法】 将上药加清水适量,泡 10 分钟,煎数沸后,取药液倒入脚盆中,先熏蒸,待温度适宜时浸泡双脚,每次 30 分钟,每日 2 次,10 日为 1 个疗程。

【功效主治】 化痰止咳,解痉活血。适用于慢性支气管炎。

5. 茜草橙皮方

【药物组成】 鲜茜草 30 克,橙皮 20 克。

【制法用法】 上药加清水适量煎沸 10 分钟,取药液同 1 000 毫升沸水倒入脚盆中,先熏蒸,待温度适宜时泡洗双脚,每日 2 次,每次 40 分钟,10 日为 1 个疗程。

【功效主治】 理气调中,燥湿化痰。适用于慢性支气管炎。

足部按摩疗法

【有效反射区】 肺及支气管,心,脾,喉、气管、声带,胸部淋巴结等反射区(图 4-4)。

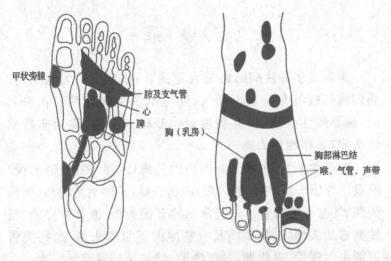

甲状旁腺
肺及支气管
心
脾
胸(乳房)
胸部淋巴结
喉、气管、声带

图 4-4　慢性支气管炎足部反射区

【按摩手法】

(1)肺及支气管反射区每次推压 30～50 次。

(2)喉、气管、声带反射区每次按揉 30～50 次。

(3)甲状旁腺、心、脾反射区每次按揉 30 次。

(4)胸部淋巴结反射区每次刮压 30～50 次。

(5)胸(乳房)反射区每次推压 30 次。

【生活保健】

(1)平时注意保暖,尤其是下肢及足部。

(2)避免感冒,适当进行体育锻炼,并尽量选择不太剧烈的运动项目,以利改善呼吸系统的功能,增强对寒冷和疾病的抵抗力。

(3)戒烟。

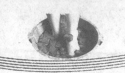

(4)避免吸入有害气体、尘埃。

(五)头　痛

头痛是多种疾病的常见自觉症状,临床上较为常见,其病因病机极其复杂。由颅内、外组织发生病理性变化引起的,称器质性头痛;没有病理变化基础的头痛,称为非器质性头痛,如功能性头痛。

中医学认为,头痛的病因多因外感(六淫)和内伤(七情)所致。外感头痛,以风邪为多;内伤头痛,多因七情内伤、脏腑失调、气血不足所致。一般常见的有偏头痛、血管神经痛、慢性高血压头痛、感冒头痛及一些原因不明的头痛,这些头痛可能由生理性、更年期、过度疲劳、精神压抑等因素所致。

【临床表现】　器质性头痛疼痛严重时将导致呕吐、复视、大小便失禁、视力减退,甚至神志不清等症状。另外,屈光不正、青光眼、副鼻窦炎等引起的头痛也属器质性头痛;功能性头痛无固定部位,常伴有失眠、记忆力减退、遗精等神经衰弱症状。

足浴疗法

1. 桑叶菊花方

【药物组成】　冬桑叶 40 克,黄菊花 20 克,栀子、薄荷各 15 克,独活、天麻各 8 克。

【制法用法】　上药加水 2 000 毫升煮沸 5 分钟,待温度适宜时取药液洗脚,反复擦洗,每日早、晚各 1 次。

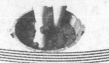

【功效主治】　祛风,泄热,止痛。适用于风热头痛,伴有发热、面红目赤、口渴欲饮、便干等。

2. 枸杞叶天麻方

【药物组成】　枸杞叶 150 克,菊花 30 克,天麻、钩藤各 25 克。

【制法用法】　将上药入锅加水适量,煎煮 20 分钟,去渣取药汁,与 3 000 毫升沸水同入洗脚盆中,先熏蒸后泡洗双足,每晚熏泡 1 次,每次 30 分钟,5 日为 1 个疗程。

【功效主治】　滋养肝肾,平肝止痛。适用于阴虚阳亢型头痛,症见头部昏晕疼痛、时轻时重、烦怒时疼痛厉害、口干、舌质红等症。

3. 桑菊川芎方

【药物组成】　桑叶 100 克,野菊花、川芎各 60 克,蔓荆子 50 克。

【制法用法】　将上药加水适量浸泡 10 分钟,煎煮 20 分钟,滤出药液,同 2 000 毫升沸水一起倒入脚盆中,先熏蒸,待温度适宜时泡洗双脚,每晚 1 次,每次 30 分钟,5 日为 1 个疗程。

【功效主治】　清散风火,通络止痛。适用于风火头痛。

4. 羌活防风方

【药物组成】　羌活 50 克,防风 30 克,川芎、藁本、白芷各 40 克。

【制法用法】　将以上 5 味药入锅加水适量,煎煮 20 分

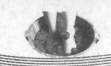

钟,去渣取药汁,与 3 000 毫升沸水同入泡脚盆中,先熏蒸,后泡洗双足,每晚熏泡 1 次,每次 40 分钟,4 日为 1 个疗程。

【功效主治】　祛风散寒止痛。适用于风寒头痛。

5. 地龙半夏方

【药物组成】　地龙 25 克,升麻、法半夏各 12 克。

【制法用法】　将上药加水 1 500 毫升煎汤,去渣取药液,倒入脚盆中,先熏蒸后泡双脚,每日 2 次,每次 30 分钟。

【功效主治】　清热平肝。适用于内伤头痛。

6. 薄荷桑叶方

【药物组成】　薄荷、桑叶各 40 克,冰片 2 克。

【制法用法】　将上药加清水 1500 毫升,煎沸 5 分钟,滤出药液,待温度适宜时浸泡双脚,每日 1 次,10 次为 1 个疗程。

【功效主治】　祛风,泄热,止痛。适用于风热头痛。

7. 藁本蔓荆子方

【药物组成】　藁本、蔓荆子、白芷各 20 克,细辛 7 克。

【制法用法】　将上药加清水 1 000 毫升浸泡 10 分钟后,煎沸 5 分钟,取药液倒入洗脚盆中,待水温约 45℃,浸泡双脚,每次 30 分钟,每日 2 次,5 日为 1 个疗程。

【功效主治】　祛风,胜湿,止痛。用于风邪为主的偏头痛。

8. 桑菊枝草方

【药物组成】　菊花、桑叶、桑枝、夏枯草各 30 克。

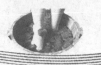

【制法用法】　将诸药择净,同放锅中,加清水适量,浸泡 5～10 分钟后,水煎取药汁,放入浴盆中,待温时足浴,每日 2 次,每次 20～30 分钟,每日 1 剂,连续 3～5 日。若足浴后再配合按摩双足心涌泉穴各 100 次,疗效更佳。

【功效主治】　清热平肝,活血通脉。适用于肝阳上亢所致的头痛。

足部按摩疗法

【有效反射区】　肾、肾上腺、膀胱、输尿管、肺及支气管、脑垂体、大脑、小脑及脑干、三叉神经、颈部淋巴结、腹腔神经丛、肝等反射区(图 4-5)。

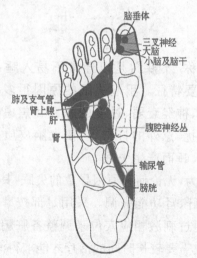

图 4-5　头痛足部反射区

【按摩手法】

(1)推压肺及支气管、肾、肾上腺、膀胱、大脑、小脑及脑干、三叉神经、颈部淋巴结等反射区,各推压 50～100 次,力度以有胀痛感为宜。

(2)刮压脑垂体、肝、输尿管、腹腔神经丛等反射区,各刮压 50 次,力度适中,速度平缓,以每分钟 30～50 次为宜。

【生活保健】

(1)忌食烟、酒、咖啡、巧克力、辛辣等热性、兴奋性食品。

(2)饮食宜清淡,多食水果、蔬菜。

(3)日常生活或工作环境要安静,室内光线要柔和。

(4)对一些病因明确疾病引起的头痛,应先控制病情以缓解疼痛。突然出现剧痛,兼有手足冰冷、呕吐,常常是脑血管意外的先兆表现,应马上去医院就诊检查。

(六)失 眠

失眠症又称"不寐",是以经常不易入睡,睡后易醒,或睡后多梦为主要特征。引起失眠的原因很多,如情绪激动、精神过度紧张、神经衰弱、过度的悲哀和焦虑、过度的兴奋、难以解决的困扰、意外的打击等,使大脑皮质兴奋与抑制失调,导致难以入睡而产生失眠。

中医学认为,无论何种原因导致的失眠,其主要的病理机制都是心、脾、肝、肾功能失调。采用足部按摩防治失眠安全有效,主要是通过刺激相应穴位来调整各脏腑功能。本病多为慢性过程,故需要较长时间的治疗才能取得满意的疗效。

【临床表现】 患者不易入睡,或睡中多梦,易醒,醒后再难入睡,或兼心悸心慌,神疲乏力,口淡无味,或食后腹胀,不思饮食,面色萎黄,舌质淡,脉象缓弱。

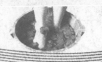

内科常见病泡脚按摩

足浴疗法

1. 黄连肉桂方

【药物组成】 黄连 15 克,肉桂 5 克。

【制法用法】 将诸药择净,同放锅中,加清水适量,浸泡 5~10 分钟后,煎取药汁,放入浴盆中,待温时足浴,每晚 1 次,每次 15~30 分钟,2 日 1 剂,浴后即可上床睡觉,连续 3~5 日。

【功效主治】 清心安神。适用于失眠多梦,心烦不寐。

2. 龙眼莲子枣仁方

【药物组成】 龙眼肉、莲子、酸枣仁各 30 克,米醋 30 毫升。

【制法用法】 将前 3 味药加水 500 毫升煮熟,然后倒入米醋再煮 3~5 分钟,与 1 500 毫升沸水同入盆中,先熏蒸,待温泡洗双脚,每晚临睡前 1 次,每次 30 分钟,15 日为 1 个疗程。

【功效主治】 安神催眠。适用于神经衰弱,心悸失眠。

3. 枣根丹参方

【药物组成】 酸枣树根(不去皮)50 克,丹参 20 克。

【制法用法】 将上药加水煎 1~2 个小时,取药汁与 1 500毫升沸水同入脚盆中,先熏蒸,待温度适宜时浸泡双脚,每晚临睡前 1 次,每次 40 分钟,10 日为 1 个疗程。

【功效主治】 宁心安神。适用于神经衰弱、顽固性失眠。

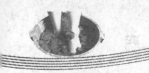

4. 蝉蜕安神方

【药物组成】 蝉蜕 5 克。

【制法用法】 上药加清水 1 500 毫升,煎沸 10 分钟,将药液倒入脚盆内,待温浸泡双脚 30 分钟,每日 1～2 次,10 日为 1 个疗程。

【功效主治】 散热定痉,抗惊镇静。适用于失眠等。

5. 地黄五味子方

【药物组成】 干地黄 30 克,五味子、柏子仁各 15 克。

【制法用法】 将上药入锅,加水煎煮 30 分钟,去渣取汁,与沸水适量同入泡足器中,先熏蒸后泡足 30 分钟,每晚临睡前 1 次,15 日为 1 个疗程。

【功效主治】 宁心安神。适用于各类失眠。

6. 黄芪白术方

【药物组成】 黄芪 30 克,白术、陈皮、党参、当归、甘草各 9 克,升麻 15 克,柴胡 12 克。

【制法用法】 将上药加清水 2 000 毫升,浸泡 20 分钟,煎至药液 1 500 毫升时,将药液倒入泡脚盆中,先熏蒸,待温度适宜时泡洗双脚,每晚入睡前泡洗 1 次,每次 40 分钟,10 日为 1 个疗程。

【功效主治】 补中益气,疏肝解郁。适用于失眠症。

7. 合欢花金橘方

【药物组成】 合欢花 10 克,金橘叶 60 克,青皮 30 克,川芎 15 克。

【制法用法】 将后 3 味药入锅,加水适量煎煮 30 分钟,去渣取汁,与沸水一同倒入泡足器中,撒入合欢花,先熏蒸后泡足 30 分钟,每晚临睡前 1 次,15 日为 1 个疗程。

【功效主治】 理气解郁,安神催眠。适用于失眠伴精神抑郁、胸闷胁痛、嗳气者。

8. 丹参红花方

【药物组成】 丹参、荷叶各 30 克,红花 10 克,川椒 5 克。

【制法用法】 将上药同入锅中,加水适量煎煮 40 分钟,去渣取汁,与沸水同入泡足桶中,先熏蒸后泡足 30 分钟,每晚临睡前 1 次,15 日为 1 个疗程。

【功效主治】 宁心安神。适用于各类失眠。

9. 二花荷叶方

【药物组成】 红花、花椒、荷叶心各 15 克。

【制法用法】 将上药择净,置适量温热浴水中浸泡 10～15 分钟后足浴,冷后可再续热水,每次 10～15 分钟,每晚 1 次,连续 5～7 日。

【功效主治】 宁心安神。适用于失眠多梦,心悸不宁。

10. 安神磁石方

【药物组成】 磁石 30 克,菊花、黄芩、夜交藤各 15 克。

【制法用法】 将诸药择净,同放锅中,加清水适量,浸泡 5～10 分钟后,煎取药汁,放入浴盆中,待温时足浴,每晚

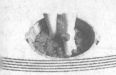

1次,每次 15～30 分钟,2 日 1 剂,浴后即可上床睡觉,连续
3～5 日。

【功效主治】 清热镇惊,和胃安神。适用于失眠多梦
易惊醒。

足部按摩疗法

【反射区域】 肾上腺、小肠、肾、脾、心、输尿管、膀胱、
腹腔神经丛、升结肠、横结肠、甲状旁腺、肝、胃、甲状腺、生
殖腺、安眠点等反射区(图 4-6)。

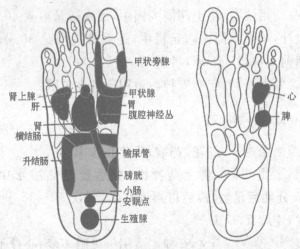

图 4-6 失眠症足部反射区

【按摩手法】

(1)食指叩拳按揉心、肝、胃、肾、脾反射区 50～100 次,
力度稍重,以有酸痛感为宜。

(2)点按腹腔神经丛、甲状腺、升结肠、横结肠、小肠、安

眠点、甲状旁腺反射区 10～30 次,力度适中。

(3)刮压输尿管反射区处 30～50 次。

【生活保健】

(1)按摩时应嘱患者全身放松,意守丹田,消除心理压力,保持心情舒畅。

(2)睡前到户外散步一会儿,放松一下精神,上床前沐浴,或用热水泡脚 20～40 分钟,清除环境噪声干扰,然后就寝。

(3)适当加强体育锻炼,辅以精神治疗。

(4)睡前可聆听平淡而有节律的音乐,引导入睡。

(5)如果是因疲劳引起的失眠,不妨食用苹果、香蕉、橘、橙、梨等一类水果。因为,这类水果的芳香味对神经系统有镇静作用;水果中的糖分,能使大脑皮质抑制而易进入睡眠状态。

(七)神经衰弱

神经衰弱是一种常见的神经病症,是由于大脑神经活动长期处于紧张状态,导致大脑兴奋与抑制功能失调而产生的一组以精神易兴奋,脑力易疲劳,情绪不稳定等症状为特点的神经功能性障碍。患者多见于中青年人,以脑力劳动者居多。

与神经衰弱发病有关的精神因素,包括工作和学习过度紧张、忙乱,休息和睡眠长期无规律,思想矛盾持久不能解决,以及伴随这些因素的思想负担和不愉快情绪。躯体有消耗性疾病时也会增加神经衰弱发生的倾向。

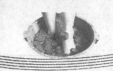

家庭足浴按摩

【临床表现】 多数患者体质较弱,面色萎黄,唇舌色淡,精神困倦,自觉躯体易疲劳,失眠多梦,情绪不稳,烦躁易怒,倦怠无力,头昏脑涨,记忆力减退,食欲不振,消化不良,便秘或腹泻,注意力不集中,头痛头晕,工作紧张时可昏倒等。男性患者常伴有性欲减退,遗精、阳痿及早泄;女性患者有月经不调、性功能减退等。

足浴疗法

1. 枸杞大枣方

【药物组成】 枸杞子50克,红枣20枚。

【制法用法】 将上药加水适量,煎煮30分钟,去渣取汁与1 000毫升沸水同入脚盆中,先熏蒸,待温泡洗双脚,每晚1次,每次40分钟,10日为1个疗程。

【功效主治】 滋肾养肝,安神清心。适用于肝肾阴虚所致的神经衰弱。

2. 党参首乌方

【药物组成】 党参25克,何首乌25克,桑椹25克,当归、白术、黄芪各20克。

【制法用法】 将上药加水适量,煎煮20分钟,去渣取汁,与1 000毫升沸水同入盆中,先熏蒸,待温度适宜时泡洗双脚,每日1次,每次40分钟,15日为1个疗程。

【功效主治】 健脾养心,益智安神。适用于神经衰弱型失眠、多梦、健忘、疲乏无力及脑功能减退等症状。

3. 百合方

【药物组成】 鲜百合100克,酸枣仁20克,远志15克。

【制法用法】 将鲜百合浸泡一夜,与酸枣仁、远志加水2 000毫升煮沸,取汁入盆中,先熏蒸,待温度适宜时浸泡双脚,每日睡前1次,每次30分钟,7日为1个疗程。

【功效主治】 安神宁心,益气补中。对神经衰弱型失眠多梦很有效。

4. 枣仁黄花方

【药物组成】 酸枣仁30克,干黄花菜30克。

【制法用法】 将上药水煎取汁,同1 000毫升沸水一起倒入脚盆中,先熏蒸,待温度适宜时泡洗双脚,每日2次,每次40分钟,7日为1个疗程。

【功效主治】 疏肝健脾,宁心安神。适用于肝气郁结所致的神经衰弱。

足部按摩疗法

【有效反射区】 脑垂体、大脑、脑干及小脑、颈项、三叉神经、甲状腺、腹腔神经丛、心、脾、肾、耳、肾上腺、上身淋巴结、下身淋巴结、内耳迷路反射区(图4-7)。

【按摩手法】

(1)推压大脑、脑干及小脑、三叉神经、腹腔神经丛、颈项、耳、甲状腺、胃反射区各50~100次,力度稍重,以有酸胀感为宜。

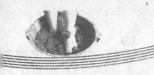

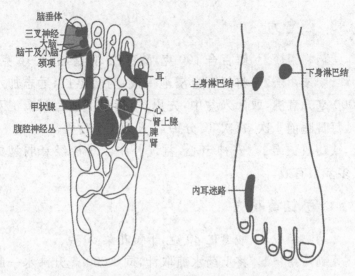

图 4-7　神经衰弱足部反射区

（2）按揉肾、肾上腺、心、脾、脑垂体反射区各 50～100 次。

（3）单食指刮压内耳迷路反射区 50 次。

（4）双指捏按上身淋巴结、下身淋巴结反射区各按30～50 次。

【生活保健】

（1）注意调整情绪，保持心情愉快。

（2）加强体育锻炼，多参加有益的社会活动。

（3）忌食甜食，甜食是让神经系统兴奋的食物，食用后会增加大脑兴奋度，加重病情。

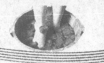
（八）眩 晕

眩晕是人体对空间的定向感觉障碍或平衡感觉障碍。发作时的特征是常常会感到天旋地转的晕，甚至恶心呕吐、冒冷汗等自主神经功能失调的症状。最常见的是梅尼埃病、贫血、高血压、动脉硬化、颈椎病、神经官能症等。

【临床表现】　眩晕的常见症状是反复发作性眩晕，两目昏黑，甚至昏眩欲仆如处舟楫之中，耳聋、耳鸣、耳闷为主要症状，可伴有复听、恶心呕吐、出冷汗、面色苍白、四肢冰凉等症状。

足浴疗法

1. 桑菊方

【药物组成】　桑叶、菊花、钩藤各 10 克，石决明 15 克。

【制法用法】　上药加清水 1 000 毫升，煮沸 10 分钟，去渣，将药液倒入盆内，待药液温度适宜时，将双足浸泡 30 分钟，每日 1 次，7 日为 1 个疗程。

【功效主治】　熄风定神。适用于神经性眩晕。

2. 丹参红花方

【药物组成】　丹参、生珍珠母各 30 克，红花、泽兰、朱茯神、钩藤、白蒺藜各 9 克，田七、甘草各 3 克。

【制法用法】　将上药加清水适量，煎煮 30 分钟，去渣取汁，与 2 000 毫升沸水一起倒入盆中，先熏蒸，待温度适宜时

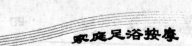

泡洗双脚,每日 1 次,每次熏泡 40 分钟,10 日为 1 个疗程。

【功效主治】 祛瘀通络,清利头目。适用于头目晕眩,失眠多梦,甚至精神恍惚,舌边紫黯,脉涩。

3. 荆芥薄荷方

【药物组成】 荆芥 10 克,薄荷、菊花各 9 克,蝉蜕 6 克,桑叶 5 克。

【制法用法】 将上药加清水适量,煎煮 30 分钟,去渣取汁,与 2 000 毫升沸水一起倒入盆中,先熏蒸,待温度适宜时泡洗双脚,每日 1 次,每次熏泡 40 分钟,10 日为 1 个疗程。

【功效主治】 解毒祛风。适用于外感风寒所致的眩晕。

4. 牛膝钩藤方

【药物组成】 牛膝、钩藤各 30 克。

【制法用法】 上药加水适量煎煮保持水温,每次晨起、晚睡前浴足,每次 30～40 分钟。

【功效主治】 清热熄风,平肝。适用于肝阳上亢之头晕头痛。

5. 生地桑寄方

【药物组成】 生地黄、桑寄生各 200 克。

【制法用法】 上药装入纱布包内,放入适量沸水盆中泡 10 分钟后,取出药包,温度适宜后把脚放在盆中浸泡 20 分钟,每日 1 次。

【功效主治】 益气养血。适用于气血亏虚之眩晕。

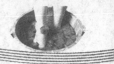

6. 夏枯草方

【药物组成】　夏枯草 30 克,钩藤、菊花各 20 克,桑叶 15 克。

【制法用法】　各药煎水洗脚,每日 1～2 次,每次 10～15 分钟,10～15 次为 1 个疗程。

【功效主治】　平肝潜阳,疏风清热。适用于头目晕眩。

7. 三瓜方

【药物组成】　香瓜藤、黄瓜藤、西瓜藤各 30 克。

【制法用法】　将上药加水适量煎汤取药汁,浸泡双足,每次 20 分钟,每日 2 次,每日 1 剂。

【功效主治】　安神定惊,平抑肝阳。适用于肝阳上亢,症见眩晕、头胀痛、易怒、失眠多梦等。

8. 僵蚕荆芥穗方

【药物组成】　僵蚕 9 克,荆芥穗、羌活、白芷、天麻各 6 克,青皮 9 克。

【制法用法】　将上药加清水 2 000 毫升,煎至 1 500 毫升时,滤出药液,倒入脚盆中,先熏蒸,待温度适宜时泡洗双脚,每晚临睡前泡洗 1 次,每次 40 分钟,20 日为 1 个疗程。

【功效主治】　祛风止眩晕。适用于风邪所致头目眩晕。

9. 夏枯草钩藤方

【药物组成】　夏枯草 30 克,钩藤、菊花各 20 克,桑叶 15 克。

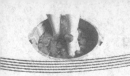

【制法用法】 将上药加清水适量,煎煮30分钟,去渣取药汁,与2000毫升沸水一起倒入盆中,先熏蒸,待温度适宜时泡洗双脚,每日早晚各1次,每次熏泡40分钟,10日为1个疗程。

【功效主治】 清热平肝。适用于肝阳上亢所致的眩晕,头胀痛,耳鸣,易怒,失眠多梦等。

足部按摩疗法

【有效反射区】 脑干及小脑、大脑、颈项、脑垂体、耳、眼、肾、肾上腺、甲状腺、肝、肺及支气管、脾、输尿管、膀胱等反射区(图4-8)。

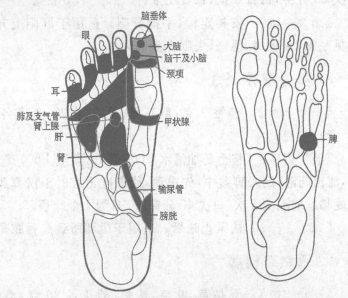

图4-8 眩晕症足部反射区

【按摩手法】

（1）叩拳推压脑垂体、大脑、脑干及小脑、甲状腺、颈项、眼、耳反射区各 30～50 次，力度适中。

（2）点按肺及支气管、肝、肾、肾上腺、输尿管、膀胱、脾反射区各 10～20 次，用力适中，以局部酸痛为宜。

【生活保健】

（1）保持良好的心态与愉悦乐观的心情，避免劳累过度。

（2）在饮食方面，应多吃清淡的食物，少吃高脂肪、含盐量过高、过甜或非常油腻的食物，戒烟，少饮酒。

（3）进行适度体育锻炼，多参加一些简单的娱乐活动，以此转移注意力。

（4）工作与生活中不要过于忧虑，不要给自己添加很重的心理压力。

（九）三叉神经痛

三叉神经痛是一种顽固且难治之症，多见于中、老年人，40 岁以上者占 70％～80％，女性居多。进行足部按摩，可减少疼痛发作的次数，甚至获得康复。本病中医称为"面痛"。由于阳明经受风寒、风毒传入而凝滞不行，故引发面痛；或由于情感内伤，郁而化火，肝火上扰所致；气血瘀滞，阻塞经络，不通则痛。

【临床表现】　三叉神经分布区域内出现阵发性、反复发作的剧烈疼痛，疼痛发生急骤、剧烈，间歇期长短不定，短者仅数秒，长者数小时。大多数情况下活动时易诱发，如咀嚼、刷牙、洗脸、说话、打喷嚏、转头等都可引发。多为单侧面痛。

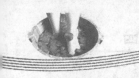

足浴疗法

1. 夏枯草栀子方

【药物组成】 夏枯草 50 克,生栀子、川芎各 20 克,白芷 15 克。

【制法用法】 将以上 4 味药同入锅中,加水适量,煎煮 30 分钟,去渣取汁,与 3 000 毫升沸水同入泡足桶中,先熏蒸,后泡足,每晚 1 次,每次 30 分钟,7 日为 1 个疗程。

【功效主治】 清肝火,泻胃热。适用于肝胃实火型三叉神经痛,症见面痛且感灼热,常因情绪波动而诱发或加重,烦躁易怒,口苦口渴,大便秘结,面红,眼睛充血,舌苔黄燥,脉弦而快。

2. 地黄丹皮方

【药物组成】 生地黄 30 克,牡丹皮、川芎各 20 克,白芍 15 克。

【制法用法】 将以上 4 味药同入锅中,加水适量,煎煮 30 分钟,去渣取汁,与 3 000 毫升沸水同入泡足桶中,先熏蒸,后泡足,每晚 1 次,每次 30 分钟,7 日为 1 个疗程。

【功效主治】 滋阴降火。适用于阴虚火旺型三叉神经痛,症见面部抽搐剧痛,颧红烦热,急躁易怒,劳累后发作或加重,舌红少苔,脉细而快。

3. 银翘白芷方

【药物组成】 金银藤 50 克,连翘 30 克,白芷 15 克,细

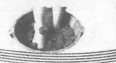

辛 5 克。

【制法用法】　将以上 4 味药同入锅中,加水适量,煎煮 30 分钟,去渣取汁,与 3 000 毫升沸水同入泡足桶中,先熏蒸,后泡足,每晚 1 次,每次 30 分钟,7 日为 1 个疗程。

【功效主治】　疏肝清热止痛。适用于风热侵袭型三叉神经痛,可见阵发性面痛,口干多饮,面目红,大便干,小便黄,舌红,苔薄黄。

4. 川芎石膏方

【药物组成】　川芎、野菊花各 30 克,生石膏(布包)60 克,银花藤 50 克。

【制法用法】　将以上 4 味药同入锅中,加水适量,煎煮 30 分钟,去渣取汁,与 3 000 毫升沸水同入泡足桶中,先熏蒸,后泡足,每晚 1 次,每次 30 分钟,7 日为 1 个疗程。

【功效主治】　疏肝清热止痛。适用于风热侵袭型三叉神经痛,症见阵发性面痛,口干多饮,面目红,大便干,小便黄,舌红,苔薄黄。

5. 丹参赤芍方

【药物组成】　丹参、川芎各 30 克,赤芍 20 克,白芷 15 克。

【制法用法】　将以上 4 味药同入锅中,加水适量,煎煮 30 分钟,去渣取汁,与 3 000 毫升沸水同入泡足桶中,先熏蒸,后泡足,每晚 1 次,每次 30 分钟,7 日为 1 个疗程。

【功效主治】　活血祛瘀,通络止痛。适用于瘀血阻络型三叉神经痛,症见面色晦暗,痛如锥刺感、刀割样,痛处大

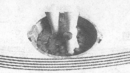

多固定,痛程日久不愈,舌暗有瘀点,脉细涩。

6. 桃仁川芎方

【药物组成】 桃仁 20 克,红花、全蝎各 10 克,川芎 30 克。

【制法用法】 将以上 4 味药同入锅中,加水适量,煎煮 30 分钟,去渣取汁,与 3 000 毫升沸水同入泡足桶中,先熏蒸,后泡足,每晚 1 次,每次 30 分钟,7 日为 1 个疗程。

【功效主治】 活血祛瘀,通络止痛。适用于瘀血阻络型三叉神经痛,症见面色晦暗,痛如锥刺感、刀割样,痛处大多固定,痛程日久不愈,舌暗有瘀点,脉细涩。

7. 大黄野菊方

【药物组成】 生大黄 10 克,野菊花 30 克,柴胡 15 克,细辛 5 克。

【制法用法】 将以上 4 味药同入锅中,加水适量,煎煮 30 分钟,去渣取汁,与 3 000 毫升沸水同入泡足桶中,先熏蒸,后泡足,每晚 1 次,每次 30 分钟,7 日为 1 个疗程。

【功效主治】 清肝火,泻胃热。适用于肝胃实火型三叉神经痛,症见面痛且感灼热,常因情绪波动而诱发或加重,烦躁易怒,口苦口渴,大便秘结,面红,眼睛充血,舌苔黄燥,脉弦而快。

8. 荆芥白芷方

【药物组成】 荆芥 20 克,白芷 15 克,细辛 5 克,全蝎 10 克。

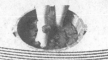

【制法用法】　将以上4味药同入锅中,加水适量,煎煮30分钟,去渣取汁,与3 000毫升沸水同入泡足桶中,先熏蒸,后泡足,每晚1次,每次30分钟,7日为1个疗程。

【功效主治】　祛风散寒,止痛。适用于外感风寒型三叉神经痛,症见面部阵发性剧痛,畏寒肢冷,身倦乏力,舌质红,苔白腻,脉浮紧。

9. 知柏地黄方

【药物组成】　知母、川芎各15克,黄柏20克,生地黄30克。

【制法用法】　将以上4味药同入锅中,加水适量,煎煮30分钟,去渣取汁,与3 000毫升沸水同入泡足桶中,先熏蒸,后泡足,每晚1次,每次30分钟,7日为1个疗程。

【功效主治】　滋阴降火。适用于阴虚火旺型三叉神经痛、症见面部抽搐剧痛,颧红燥热,急躁易怒,劳累后发作或加重,舌红少苔,脉细而快。

10. 麻黄附子方

【药物组成】　生麻黄20克,制附子30克,细辛5克,川芎15克。

【制法用法】　将以上4味药同入锅中,加水适量,煎煮30分钟,去渣取汁,与3 000毫升沸水同入泡足桶中,先熏蒸,后泡足,每晚1次,每次30分钟,7日为1个疗程。

【功效主治】　祛风散寒止痛。适用于外感风寒型三叉神经痛,症见面部阵发性剧痛,畏寒肢冷,身倦乏力,舌质红,苔白腻,脉浮紧。

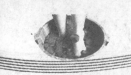
【有效反射区】 三叉神经、大脑、脑干及小脑、眼、鼻、耳、肺及支气管、肾、输尿管、膀胱反射区(图 4-9)。

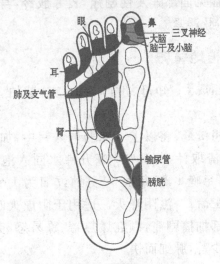

图 4-9　三叉神经痛足部反射区

【按摩手法】

(1)单指叩拳法点按三叉神经、眼、鼻、耳反射区各 50～100 次,力度以有疼痛感为宜。

(2)按揉大脑、脑干及小脑、肾、膀胱反射区各 30～50 次。

(3)推压输尿管、肺及支气管反射区各 30～50 次。

【生活保健】

(1)患者要注意休息,保持乐观情绪,避免精神紧张。

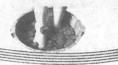

（2）不可食刺激性食物及海鲜等发物，忌烟酒。

（十）高血压

高血压主要是由于高级神经中枢调节血压的功能紊乱所引起的、以动脉血压持续升高为主要表现的一种慢性疾病，常引起心、脑、肾等重要器官的病变。

中医学认为，引起血压升高的原因是情志抑郁、愤而忧思，以致肝气郁结、化火伤阴；或饮食失节、饥饱失宜、脾胃受伤、痰浊内生；或年迈体衰、肝肾阴阳失调等。高血压分原发性和继发性两种。原发性高血压称为高血压病，是以血压升高为主要临床表现的一种疾病，多因肝肾阴虚、肝阳上亢所致。继发性高血压是指在某些疾病中并发血压升高，又称症状性高血压，是肾脏病、糖尿病、内分泌疾病、颅内病变等所引起的一种症状。

【临床表现】　早期可无明显症状，随着病情的发展，可出现头痛、头晕、耳鸣、眼花、烦闷、失眠、记忆力减退、乏力、四肢麻木、颈项强痛等，晚期常可并发心脑血管及肾脏疾病。

足浴疗法

1. 钩藤玉米须方

【药物组成】　钩藤 30 克，玉米须 150 克。

【制法用法】　将以上 2 味药放入锅中，加水适量，煎煮30 分钟后去渣，将药汁与沸水同入泡足桶中，先熏蒸后泡足，并配合足底按摩，每日 1 次，每次 30～40 分钟，20 日为 1

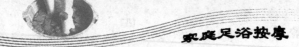

个疗程。

【功效主治】 平肝熄风,利湿降压。适用于肝阳型、痰湿型原发性高血压。

2. 槐米苦丁茶方

【药物组成】 槐米 100 克,野菊花 80 克,苦丁茶 5 克。

【制法用法】 将以上 3 味药放入锅中,加水适量,煎煮 30 分钟,去渣取汁,与沸水同入泡足桶中,先熏蒸后泡足,并同时进行足底按摩,每日 1 次,每次 30～40 分钟,20 日为 1 个疗程。

【功效主治】 滋补肝肾,软化血管,清热降压。适用于肝肾不足型原发性高血压,症见头昏头痛,眩晕耳鸣,腰膝酸软等。

3. 夏枯草枸杞叶方

【药物组成】 夏枯草 100 克,枸杞叶 150 克。

【制法用法】 将以上 2 味药放入锅中,加水适量,煎煮 30 分钟后去渣,将药汁与沸水同入泡足桶中,先熏蒸后泡足,并配合足底按摩,每日 1 次,每次 30～40 分钟,20 日为 1 个疗程。

【功效主治】 平肝潜阳,清肝泻火。适用于肝阳上亢型高血压,症见血压升高,眩晕头痛,头胀耳鸣,头重足轻,心烦易怒,失眠多梦,面红赤,目涩口干,颈项发强,腰膝酸软,手足心热,舌红少苔或无苔。

4. 决明降压方

【药物组成】 石决明 24 克,黄芪、当归、牛膝、生牡蛎、

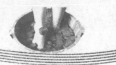

白芍、玄参、桑枝、磁石、补骨脂、牡丹皮、乌药、独活各6克。

【制法用法】 上药择净，放入药罐中同煎，其中石决明、牡蛎、磁石先煎30～60分钟，同时取其煎液加温水适量放入浴盆中足浴，每次1小时，每日1次，每次1剂，连续用7～10剂。

【功效主治】 平肝潜阳。适用于高血压头晕头痛，小便短少，肢体水肿、麻木等。

5. 桑叶菊花方

【药物组成】 桑叶80克，桑枝150克，菊花、茺蔚子各30克。

【制法用法】 将以上4味药放入锅中，加水适量，煎煮30分钟，去渣取汁，与沸水同入泡足桶中，先熏蒸后泡足，并配合足底按摩，每日1次，每次30～40分钟，20日为1个疗程。

【功效主治】 平肝清火降压。适用于肝阳型、肝火型原发性高血压。

6. 牛膝钩藤方

【药物组成】 牛膝、钩藤各30克。

【制法用法】 将上药择净，同放锅中，加清水适量，浸泡5～10分钟后，煎取药汁，放入浴盆中，待温时足浴，可不断加热水以保持水温，加至盆满为止，每日晨起和晚睡前足浴，每次30～40分钟，以不适症状减轻或消失为1个疗程，连续1～2个疗程。

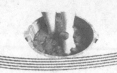

【功效主治】 平肝潜阳,引热下行。适用于肝阳上亢型高血压。

7. 臭梧桐侧柏叶方

【药物组成】 臭梧桐 300 克,侧柏叶 100 克,桑叶60 克。

【制法用法】 将以上 3 味药放入锅中,加水适量,煎煮30 分钟后去渣,将药汁与沸水同入泡足桶中,先熏蒸后泡足,并配合足底按摩,每日 1 次,每次 30~40 分钟,20 日为 1个疗程。

【功效主治】 平肝,清火,降压。适用于肝阳型、肝火型原发性高血压。

8. 石决明黄芪方

【药物组成】 石决明 20 克,黄芪、当归、牛膝、生牡蛎、玄参、桑枝、磁石、补骨脂、牡丹皮、乌药、独活各 10 克。

【制法用法】 将石决明、牡蛎、磁石先煎 30 分钟,然后和其他药同煎,取药液与 1 500 毫升沸水同入盆中,先熏蒸,待温浸泡双脚,每次 30 分钟,每日 1 次。

【功效主治】 平肝潜阳。适用于肝阳上亢型高血压。

9. 杜仲牛膝方

【药物组成】 杜仲 40 克,怀牛膝、益母草各 50 克,夏枯草 60 克,生地黄 30 克,泽泻、槐花各 20 克,钩藤 15 克。

【制法用法】 将以上药物放入锅中,加水适量,煎煮 30分钟,去渣取汁,与沸水同入泡足桶中,先熏蒸后泡足,并配

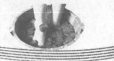

合足底按摩,每日 1 次,每次 30～40 分钟,20 日为 1 个疗程。

【功效主治】　滋补肝肾,软化血管,清热降血压。适用于肝肾不足型原发性高血压。

10. 七子方

【药物组成】　决明子 24 克,女贞子 15 克,金樱子 9 克,枸杞子、菟丝子、沙苑子、桑椹各 12 克。

【制法用法】　将上药放入锅中,加水适量,煎煮 30 分钟,去渣取汁,与 1 500 毫升沸水同入脚盆中,先熏蒸后泡足,每日 1 次,每次 40 分钟,20 日为 1 个疗程。

【功效主治】　滋肝补肾,降压熄风。适用于肝肾阴虚型高血压。

11. 罗布麻决明子方

【药物组成】　罗布麻 100 克,决明子 150 克,红茶 5 克。

【制法用法】　将以上 3 味药放入锅中,加水适量,煎煮 30 分钟,去渣取汁,与沸水同入泡足桶中,先熏洗后泡足,并配合足底按摩,每日 1 次,每次 30～40 分钟,20 日为 1 个疗程。

【功效主治】　平肝潜阳,清肝泻火。适用于肝阳型、肝火型原发性高血压。

12. 绞股蓝枸杞叶方

【药物组成】　绞股蓝 30 克,枸杞叶 100 克,绿茶 5 克。

【制法用法】　将以上 3 味放入锅中,加水适量,煎煮 30

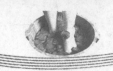
分钟后去渣,将药汁与沸水同入泡足桶中,先熏蒸后泡足,并配合足底按摩,每日 1 次,每次 30～40 分钟,20 日为 1 个疗程。

【功效主治】 滋补肝肾,软化血管,清热降压。适用于肝肾不足型原发性高血压。

13. 柿叶香蕉皮方

【药物组成】 柿叶 150 克,香蕉皮 300 克。

【制法用法】 将以上 2 味放入锅中,加水适量,煎煮 30 分钟,去渣取汁,与沸水同入泡足桶中,先熏蒸后泡足,并同时进行足底按摩,每日 1 次,每次 30～40 分钟,20 日为 1 个疗程。

【功效主治】 清热利湿,熄火降血压。适用于肝阳型、痰湿型原发性高血压。

14. 钩藤防压方

【药物组成】 钩藤 20 克。

【制法用法】 治疗前 1 日停用降压药,治疗期间不用降压药。将钩藤切碎,布包(可加少量冰片),于每日晨起和晚睡前放入盆或桶内,加温水适量足浴,每次 30～45 分钟,可不断加水,以保持水温,每包用 1 日,10 日为 1 个疗程。

【功效主治】 清热平肝。适用于肝阳上亢型高血压。

足部按摩疗法

【有效反射区】 大脑、脑垂体、颈项、肾、肾上腺、输尿

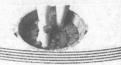

内科常见病泡脚按摩

膀胱、肝、肺及支气管、腹腔神经丛、心、血压点反射区(图4-10)。

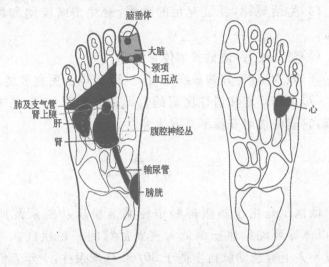

图4-10 高血压足部反射区

【按摩手法】

(1)单指叩拳按揉肾上腺、肾、膀胱、肝、颈项、心、大脑等反射区各50～100次。

(2)单指叩拳由下向上推压输尿管反射区,肺及支气管反射区由内向外推压,各50～100次,力度适中。

(3)点按血压点、脑垂体50次,力度以酸痛为宜。

(4)双指叩掌刮压腹腔神经丛反射区50～100次。

【生活保健】

(1)勿盲目降压,须找出病因,对症治疗。

(2)如果已被医生诊断为高血压,应按医嘱吃药,不可随便停药。

(3)养成良好的生活习惯,戒烟酒。饮食宜清淡,超重

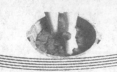

者应注意减轻体重,尤其要减少盐的摄入量。

(4)生活规律,保证充足的睡眠,避免情绪波动和精神刺激。

(5)避免过劳,适量参加体育锻炼。

(6)减少房事,并缩短房事时间,40岁以上更宜节制。

(7)工作环境和居住房间的色调最好是绿色、蓝色等冷色调,它能使情绪安稳不易发生冲动。

(十一)低 血 压

低血压是由于高级神经中枢调节血压功能紊乱所引起,以体循环动脉血压偏低为主要症状的一种疾病。一般以成年人上臂肱动脉血压低于 90/60 毫米汞柱,老年人低于 100/70 毫米汞柱作为标准。

低血压的发生与肾精不足、心脾两虚、气血不足及痰阻气机有关。低血压分为急性和慢性两大类。急性低血压表现为血压由正常或较高水平突然明显下降;慢性低血压有体质性低血压、体位性低血压、内分泌功能紊乱所致的低血压等。

【临床表现】 典型症状有头晕、头痛、耳鸣、失眠、心悸、消瘦、面色苍白、两眼发黑、站立不稳、全身乏力、食欲不振、手足冰凉等。

足浴疗法

1. 仙灵脾川芎方

【药物组成】 淫羊藿(仙灵脾)30 克,川芎 25 克,白酒

50 毫升。

【制法用法】 将前 2 味药同入锅中,加水适量,煎煮 30 分钟,去渣取汁,与沸水及白酒同入泡足桶中,先熏蒸,后泡足,并配合足底按摩,每日 1 次,每次 30~40 分钟,20 日为 1 个疗程。

【功效主治】 温肾壮阳,散寒升压。适用于各种类型的慢性低血压,对肾阳虚弱者尤为适宜。

2. 附片肉桂方

【药物组成】 制附片、熟地黄、山茱萸各 10 克,肉桂、淫羊藿、枸杞子各 9 克,补骨脂、黄精各 12 克。

【制法用法】 将上药加适量清水浸泡 20 分钟,煎数沸,取药汁与 1 500 毫升沸水同入脚盆中,先熏蒸,待温度适宜时泡洗双脚,每日 2 次,每次 40 分钟,20 日为 1 个疗程。脚冷者,加巴戟天、鹿角片、紫河车;舌红口干者,加生地黄、麦冬;气短神疲,头晕欲倒者,加人参;脉率缓慢,怕冷者,加干姜、细辛,酌用麻黄;舌质偏黯或紫气者,加川芎、当归、红花。

【功效主治】 温肾填精。适用于肾精亏损所致低血压,症见头晕耳鸣、健忘、腰酸腿软、神疲嗜睡、怯寒、手足不温、夜多小便、舌质淡胖、苔薄白、脉沉细。

3. 黄芪白术方

【药物组成】 黄芪、白术、陈皮各 10 克,党参、炙甘草、熟地黄、葛根各 9 克,当归 12 克。

【制法用法】 将上药加水适量,浸泡 20 分钟,煎煮 30 分钟,去渣取汁,与 1 500 毫升沸水同入脚盆中,先熏蒸,待

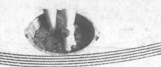

温度适宜（45℃左右）时泡洗双脚,每日 2 次,每次 40 分钟,20 日为 1 个疗程。

【功效主治】 补益心脾。适用于心脾两虚所致的低血压,症见神疲气短、肢体倦怠、动则头晕目眩、心悸、自汗、食少、面黄少华、苔薄、舌质淡、脉细弱。

4. 花生叶辣椒方

【药物组成】 花生叶 200 克(干品 100 克),羊角辣椒 30 克,生姜 50 克。

【制法用法】 将以上 3 味同入锅中,加水适量,煎煮 30 分钟,去渣取汁,与沸水同入泡足桶中,先熏蒸,后泡足,并配合足底按摩,每日 1 次,每次 30～40 分钟,20 日为 1 个疗程。

【功效主治】 温阳补气,升提血压。适用于各种类型的慢性低血压。

5. 人参叶升麻方

【药物组成】 人参叶 30 克,升麻 20 克,白芷 10 克。

【制法用法】 将以上 3 味药同入锅中,加水适量,煎煮 30 分钟,去渣取汁,与沸水同入泡足桶中,先熏蒸,后泡足,并配合足底按摩,每日 1 次,每次 30～40 分钟,20 日为 1 个疗程。

【功效主治】 温阳补气,升提血压。适用于各种类型的慢性低血压。

6. 川芎桂枝方

【药物组成】 川芎 20 克,桂枝 30 克,锁阳 15 克。

【制法用法】　以上 3 味药同入锅中,加水适量,煎煮 30 分钟,去渣取汁,与沸水同入泡足桶中,先熏蒸,后泡足,并配合足底按摩,每日 1 次,每次 30～40 分钟,20 日为 1 个疗程。

【功效主治】　温肾壮阳,散寒升压。适用于各种类型的慢性低血压,对肾阳虚弱者尤为适宜。

足部按摩疗法

【有效反射区】　大脑、甲状腺、肺及支气管、肾上腺、肾、输尿管、膀胱反射区(图 4-11)。

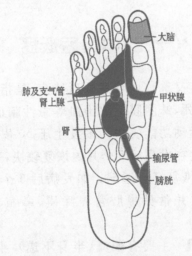

图 4-11　低血压足部反射区

【按摩手法】

(1)单食指叩拳法按揉膀胱、肾上腺、肾反射区各50～100 次。

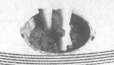

（2）单食指叩拳法推压大脑、甲状腺、肺及支气管、输尿管反射区各 50～100 次。

【生活保健】

（1）患者生活要有规律，加强营养，戒烟酒。

（2）保持良好的精神状态，适当加强锻炼，提高身体素质，改善神经、血管的调节功能，加速血液循环。

（3）每日清晨可喝些热的淡盐水，或吃稍咸的饮食以增加饮水量。

（4）每餐不宜吃得过饱，因为太饱会使回流心脏的血液相对减少。

（十二）中风后遗症

中风后遗症又称脑血管意外后遗症，是指因脑出血、脑血栓形成、脑梗死、蛛网膜下隙出血等急性脑血管疾病所致的肢体瘫痪和运动功能丧失。多发生于 50 岁以后，男性略多于女性。本症在发病后 6 个月内恢复较快，一般下肢恢复早于上肢，近端恢复好于远端。如发病后 6 个月至 2 年，则恢复极其缓慢，并常见患肢营养障碍、挛缩、感觉迟钝麻木等。

【临床表现】 主要有偏瘫（半身不遂），半侧肢体运动障碍，肢体麻木，偏盲，失语；或者交叉性瘫痪，交叉性感觉障碍，外眼肌麻痹，眼球震颤，构语困难，语言障碍，记忆力下降，口眼㖞斜，吞咽困难，呛食呛水，共济失调，头晕头痛等症状。

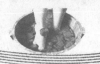
足浴疗法

1. 首乌天仙藤方

【药物组成】 制何首乌、川牛膝各 30 克，天仙藤 40 克，当归 20 克。

【制法用法】 将以上 4 味药同入锅中，加水适量，煎煮 40 分钟，去渣取汁，与 3 000 毫升沸水同入泡足桶中，先熏蒸，后泡足，每晚 1 次，每次 30 分钟。15 日为 1 个疗程。

【功效主治】 滋补肝肾，通经活络。适用于肝肾亏虚型中风后遗症，症见语声不出，手足软弱偏瘫、酸麻不仁，下肢痿软，口中流涎。

2. 五加皮当归方

【药物组成】 五加皮、当归、川芎各 20 克，千年健 30 克，红花 15 克。

【制法用法】 将上药加清水适量，煎煮 30 分钟，去渣取汁，与 2 000 毫升沸水一起倒入盆中，先熏蒸偏瘫部位，待温度适宜时泡洗双脚，每日早、晚各 1 次，每次熏泡 40 分钟，30 日为 1 个疗程。

【功效主治】 养血活血，通经活络。适用于中风后遗症下肢偏瘫。

3. 地黄巴戟天方

【药物组成】 生地黄、杜仲各 30 克，巴戟天、桑寄生各 20 克。

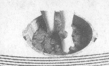

【制法用法】 将以上 4 味药同入锅中,加水适量,煎煮 40 分钟,去渣取汁,与 3 000 毫升沸水同入泡足桶中,先熏蒸,后泡足,每晚 1 次,每次 30 分钟,15 日为 1 个疗程。

【功效主治】 滋补肝肾,通经活络。适用于肝肾亏虚型中风后遗症,症见语声不出,手足软弱偏瘫、酸麻不仁,下肢痿软,口中流涎,头晕面赤或神情呆滞,舌质红润,脉细。

4. 黄芪菖蒲方

【药物组成】 黄芪 30 克,石菖蒲 40 克,胆南星 20 克,远志 15 克。

【制法用法】 将以上 4 味药同入锅中,加水适量,煎煮 40 分钟,去渣取汁,与 3 000 毫升沸水同入泡足桶中,先熏蒸,后泡足,每晚 1 次,每次 30 分钟,15 日为 1 个疗程。

【功效主治】 补气活血,化痰通窍。适用于气血瘀滞型中风后遗症以语言不利为主症者。

5. 石菖蒲方

【药物组成】 制川乌、吴茱萸、炮穿山甲(代)、海蛤粉各 9 克,石菖蒲 180 克,四季葱白适量。

【制法用法】 将前 4 味药共研细末,葱榨汁,与药末调为稀糊状捏成圆饼样,贴在患侧足心涌泉穴,纱布带束紧。将石菖蒲加清水 5 000 毫升煮沸,倒在杉木桶中,桶内放一木凳,将患足踏在木凳上,再用毛巾被裹住桶口,勿使热气外散,熏蒸患足,待水温适宜时,取出木凳,足浴,待身上有微汗出时去掉药饼,拭干腿足,卧床盖被避风静养。此方宜在刚患病时立即用 1 次,以后每隔 7 日 1 次,一般连续 3 次后,手足便逐渐恢复自主活动。

【功效主治】　温经散寒,活血通络。适用于中风后半身不遂。

6. 黄芪羌活方

【药物组成】　黄芪、威灵仙各 90 克,羌活、乳香各 40克,没药、琥珀各 20 克,肉桂 10 克,食醋 100 毫升。

【制法用法】　将上药(除食醋外)加清水适量,煎煮 30分钟,去渣取汁,加入食醋,与 2 000 毫升沸水一起倒入盆中,先熏蒸,待温度适宜时泡洗双脚,每日 3 次,每次熏泡 40分钟,40 日为 1 个疗程。

【功效主治】　通经活络,益气活血。适用于中风后遗症。

7. 透骨草山甲方

【药物组成】　透骨草、穿山甲(代)各 30 克,急性子、片姜黄、荆三棱、莪术、汉防己、威灵仙、红花各 15 克。

【制法用法】　将诸药择净,同放锅中,加清水适量,浸泡 5～10 分钟后,水煎取汁,放入浴盆中,熏洗患手、患足,每次 30 分钟,每日 2 次,7 日为 1 个疗程,间隔 2～3 日再做下1 个疗程,连续 2～3 个疗程。

【功效主治】　活血通络,消肿止痛。适用于中风后手足肿胀。

8. 陈艾木瓜酒方

【药物组成】　陈艾、木瓜各 250 克,酒、醋各 250 毫升。

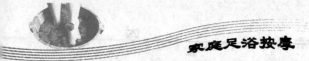

【制法用法】　将前2味加清水适量,浸泡20分钟,煎数沸,将药液与1500毫升沸水同入脚盆中,加入酒、醋趁热熏蒸偏瘫部位,待温度适宜时泡洗双脚,每日3次,每次40分钟,30日为1个疗程。

【功效主治】　活血通络。适用于中风后遗症。

9. 二草红花方

【药物组成】　伸筋草、透骨草、红花各30克。

【制法用法】　将诸药择净,放入搪瓷脸盆中,加清水2000毫升,浸泡5~10分钟后,煮沸10分钟取出,放入浴盆中,药液温度以50℃~60℃为宜,浸洗患肢,先浸洗手部,再浸洗足部,浸洗时手指、足趾在汤液中进行自主伸屈活动,每次15~20分钟,药液温度下降后可再加热,每日3次,连续2个月。手足麻木者,可加霜桑叶250克煎汤,熏洗全身或频洗患肢。

【功效主治】　活血通络,理筋透骨。适用于中风后手足痉挛。

10. 五枝茄根方

【药物组成】　蓖麻仁10克,桃树枝、柳树枝、桑树枝、槐树枝、椿树枝、茄根各30克。

【制法用法】　将诸药择净,同放锅中,加清水适量,浸泡5~10分钟后,水煎取汁,放入浴盆中,待温时熏洗患处及足浴,每日2次,每次10~30分钟,连续1~2个月。

【功效主治】　活血通络。适用于中风后半身不遂。

足部按摩疗法

【有效反射区】 肾、输尿管、膀胱、额窦、脑垂体、心、肺及支气管、胃、升结肠、降结肠、横结肠、甲状腺等反射区（图 4-12）。

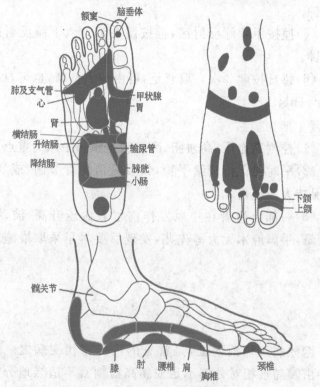

图 4-12 中风后遗症足部反射区

【按摩手法】

（1）点按肾反射区。

（2）从足趾向足跟方向推按输尿管反射区，点按膀胱反

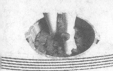

射区各 2 分钟。

（3）刮动额窦、脑垂体、心、肺及支气管、胃、升结肠、降结肠、横结肠反射区各 2 分钟。

（4）从前向后刮动肩、肘、膝、颈项、胸椎、腰椎反射区各 1 分钟。

（5）捏按甲状腺反射区，推按髋关节，上、下颌反射区各 1 分钟。

（6）每日按摩 2 次。取双足，可由他人按摩，也可自己按摩，10 日为 1 个疗程。

【生活保健】

（1）控制高血压、高血脂、高血糖是预防中风的重点。

（2）平时要保持情绪平稳，饮食需清淡有节制，戒烟，戒酒，保持大便通畅。

（3）一部分患者在中风发作前常有血压升高、波动，头痛头晕，手脚麻木无力等先兆，发现后要尽早采取措施加以控制。

（十三）糖尿病

糖尿病又称消渴证，是常见的内分泌代谢病之一。是一种由胰岛素相对分泌不足或胰高血糖素不适当地分泌过多而引起的以糖代谢紊乱、血糖增高为主要特征的全身慢性代谢性疾病。

中医学认为，糖尿病是由于饮食不节、情志不调、恣性纵欲、热病火燥等原因造成。创伤、精神刺激、多次妊娠，以及某些药物（如肾上腺糖皮质激素、女性避孕药等）是诱发或加重此病的因素。

【临床表现】 糖尿病典型的症状为多饮、多食、多尿、疲乏、消瘦、失水,严重时可并发酮症酸中毒、昏迷等症状。

足浴疗法

1. 附片熟地黄方

【药物组成】 制附片,熟地黄、山茱萸、牡丹皮、山药、茯苓、泽泻、葛根各 15 克,肉桂 10 克,淫羊藿 30 克。

【制法用法】 将上药加清水 2 000～2 500 毫升,煎沸 10 分钟,将药液倒入脚盆内,待温浸泡双脚,每日 1 次,每次浸泡 1～5 小时(冷则加温),15 日为 1 个疗程。

【功效主治】 温阳育阴。适用于阴阳两虚型糖尿病,症见多尿、尿频、夜尿增多、消瘦乏力、大便溏稀、腰膝酸软、性欲减退、阳痿早泄、舌质白苔淡、脉弱等。

2. 苏木赤芍方

【药物组成】 苏木 50 克,木瓜、透骨草、川椒、赤芍各 30 克,桂枝 18 克,川芎 15 克,红花、白芷各 12 克,艾叶、川乌、草乌、麻黄各 10 克。

【制法用法】 将诸药同放锅中,加水 5 000 毫升,浸泡 20 分钟后,煎取药汁,放入浴盆中,先熏手足 30 分钟,待温度适宜时再将手足放入浸泡 30 分钟,每日 2 次,20 日为 1 个疗程。

【功效主治】 活血通络,祛风散寒。适用于糖尿病手足麻木疼痛,感觉减退等。

3. 黄芪当归方

【药物组成】 黄芪 45 克,当归、川芎、赤芍、桃仁、丹参、红花、地龙、生地黄、柴胡、甘草各 15 克。

【制法用法】 将上药加清水适量,煎煮 30 分钟,去渣取汁,与 2 000 毫升沸水一起倒入盆中,先熏蒸,待温度适宜时泡洗双脚,每日早、晚各 1 次,每次熏泡 40 分钟,20 日为 1个疗程。

【功效主治】 活血行气。适用于气虚血瘀型糖尿病,症见乏力、口渴、心胸憋气、心前区疼痛、舌质紫暗或有瘀斑、舌体胖、脉沉弱。

4. 黄芪党参方

【药物组成】 黄芪 45 克,党参、苍术、山药、玄参、麦冬、五味子、生地黄、熟地黄、牡蛎各 15 克。

【制法用法】 将上药加清水 2 000 毫升,煎至 1 500 毫升时,滤出药液,倒入脚盆中,先熏蒸,待温度适宜时泡洗双脚,每晚临睡前泡洗 1 次,每次 40 分钟,20 日为 1 个疗程。

【功效主治】 益气养阴,活血。适用于气阴两虚型糖尿病,症见多饮、多尿、乏力、消瘦、抵抗力弱、易患外感、舌质暗淡、脉细弱。

5. 花粉知母方

【药物组成】 天花粉 30 克,知母 25 克,玄参、麦冬、天冬、白芍、赤芍、生地黄各 15 克,黄芩、黄连各 10 克,栀子 15

克,金银花 20 克。

【制法用法】　将上药加清水适量,煎煮 30 分钟,去渣取汁,与 2 000 毫升沸水一起倒入盆中,先熏蒸,待温度适宜时泡洗双脚,每日早、晚各 1 次,每次熏泡 40 分钟,20 日为 1 个疗程。

【功效主治】　滋阴生津,活血。适用于阴虚燥热型糖尿病症,见心烦、口渴、多饮、多食、多尿、燥热、身痒、舌红苔黄、脉洪数等。

6. 皂刺伸筋草方

【药物组成】　皂角刺 30 克,伸筋草、苏木、川乌、草乌、穿山甲各 10 克。

【制法用法】　将上药加清水适量,煎煮 30 分钟,去渣取汁,与 2 000 毫升沸水一起倒入盆中,先熏蒸,待温度适宜时泡洗双脚,每日 2 次,每次熏泡 40 分钟,14 日为 1 个疗程。

【功效主治】　清热解毒,燥湿止痛。适用于糖尿病足部溃疡、疼痛。

7. 苦参蛇床子方

【药物组成】　苦参、蛇床子、白鲜皮、枯矾、金银花、土茯苓各 30 克,川椒、苍术、黄精、天花粉、防风各 15 克,紫草、紫苏叶各 10 克。

【制法用法】　将诸药加清水适量,浸泡 10 分钟后,煎取药汁,放入浴盆中,趁热先熏会阴部,待温度适宜时足浴,每日 2 次,每次 40 分钟,每日 1 剂,10 日为 1 个疗程。

【功效主治】 祛风止痒。适用于糖尿病性外阴瘙痒症。

8. 花粉葛根方

【药物组成】 天花粉 30 克,葛根 15 克,苍术 10 克,山茱萸 6 克,五味子 10 克,川黄连 4 克,丹参 10 克,麦冬 9 克,鲜芦根 30 克。

【制法用法】 将上药加清水适量,浸泡 20 分钟,煎数沸,将药液与 1 500 毫升沸水同入脚盆中,趁热熏蒸,待温度适宜时泡洗双脚,每日 2 次,每次 40 分钟,15 日为 1 个疗程。

【功效主治】 益气养阴,生津止渴,清热泻火,益肾缩尿,活血化瘀。适用于糖尿病。

9. 桂枝丹参方

【药物组成】 桂枝 50 克,制附片 50 克,丹参 50 克,忍冬藤 50 克,生黄芪 60 克,乳香 20 克,没药 20 克。

【制法用法】 将上药加清水适量,煎煮 30 分钟,去渣取汁,与 2 000 毫升沸水一起倒入盆中,先熏蒸,待温度适宜时泡洗双脚,每日 1 次,每次熏泡 40 分钟,30 日为 1 个疗程。

【功效主治】 温阳通络,活血化瘀,发表散寒,止痛生肌。适用于糖尿病出现趾端坏死症状者。

10. 黄芪伸筋草方

【药物组成】 黄芪 30 克,鸡血藤、威灵仙、伸筋草各 25 克,当归、白芍、独活、桑寄生各 20 克,红花、牛膝、桂枝、木瓜各 15 克。

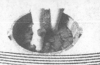
【制法用法】　将诸药加清水适量,浸泡 10 分钟后,煎取药汁 3 000 毫升,放入脚盆中,先熏患肢,待温度适宜时洗浴患处,并同时用柔软的纱布蘸药液自上而下外洗并按摩患处,每日 2 次,每次 1 小时,每剂药用 2 日,7 剂为 1 个疗程,连续 2 个疗程。

【功效主治】　补益气血,滋养肝肾,祛风除湿,通络止痛。适用于糖尿病足部感染。

足部按摩疗法

【有效反射区】　肺及支气管、肾、脑垂体、胰腺、肾上腺、腹腔神经丛、甲状腺、输尿管、胃、十二指肠、升结肠、横结肠、降结肠、小肠反射区(图 4-13)。

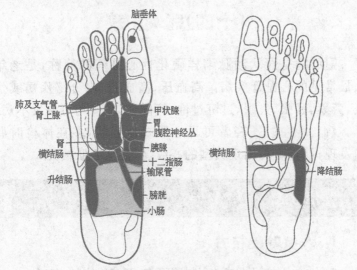

图 4-13　糖尿病足部反射区

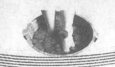

【按摩手法】

（1）单指叩拳法推压肾上腺、肺及支气管、甲状腺、输尿管、膀胱、小肠等反射区各50～100次，以有酸胀感为宜。

（2）单指叩拳法点按胰腺、胃、脑垂体、肾、腹腔神经丛等反射区各50～100次，以稍有疼痛感为宜。

【生活保健】

（1）糖尿病患者要坚持有规律的生活习惯，适当参加体育锻炼，但不得过劳。

（2）饮食应清淡，多吃新鲜蔬菜、水果，控制糖的摄入，忌食肥甘厚味。

（3）避免精神紧张，保持皮肤清洁，预防各种感染。

（4）随时注意自己的体重，戒烟。

（十四）冠 心 病

冠心病是冠状动脉粥样硬化性心脏病的简称，是老年人最常见的心血管疾病。高血压、高血脂、内分泌疾病或生气、劳累、紧张、失眠、过饥过饱、气候变化等，均可诱发本病。

【临床表现】 轻者可无心肌缺血症状，多在体检时偶然发现；严重者可出现典型的心绞痛，甚至心肌梗死。

足浴疗法

1. 人参叶桂枝方

【药物组成】 人参叶、制附子各20克，桂枝30克。

【制法用法】 将以上3味药同入锅中，加水适量，煎煮

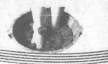

30 分钟,去渣取汁,与 3 000 毫升沸水同入泡足桶中,先熏蒸,后泡足,每次 30 分钟,每晚 1 次,10 日为 1 个疗程。

【功效主治】 温通心阳,活血化瘀。适用于心阳不足型心脏病,症见心悸不宁、气短或气不足、胸闷或心前区隐痛、畏寒肢冷、面色苍白、唇甲淡白、舌青紫或紫暗、心律失常。见于冠心病、风湿性心脏病等。

2. 薤白桂枝方

【药物组成】 薤白 30 克,桂枝、枳壳、陈皮、川芎、红花、赤芍、当归各 10 克,檀香 6 克。

【制法用法】 将上药加清水适量,煎煮 30 分钟,去渣取汁,与 2 000 毫升沸水一起倒入盆中,先熏蒸心前区,待温度适宜时泡洗双脚,每日 1 次(秋、冬季每日 2 次),每次熏泡 40 分钟,10 日为 1 个疗程。

【功效主治】 宽胸理气,活血通脉。用于治疗冠心病。

3. 当归玄参方

【药物组成】 当归、玄参、金银花、丹参、甘草各 30 克。

【制法用法】 将上药加清水适量,煎煮 30 分钟,去渣取汁,与 2 000 毫升沸水一起倒入盆中,先熏蒸心前区,待温度适宜时泡洗双脚,每日早、晚各 1 次,每次熏泡 40 分钟,10 日为 1 个疗程。

【功效主治】 活血化瘀,解痉止痛。适用于冠心病胸痹气短,心痛,脉结代,能治疗肝区刺痛及肾绞痛。

4. 芥子止痛方

【药物组成】 白芥子适量。

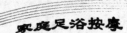

【制法用法】 将白芥子研为细末,每取 200～500 克,先以少量水调成糊状,直至出现芥子油气味,倒入浴盆中,冲入适量温热水足浴,每日 1 次,每次 10～30 分钟。

【功效主治】 活血通络。适用于冠心病心悸、心绞痛。芥末浸浴对皮肤有强烈的刺激,使皮肤血管扩张充血,有增强新陈代谢和减轻疼痛的作用。

5. 菖蒲山楂方

【药物组成】 石菖蒲 60 克,生山楂 50 克,桃仁 40 克。

【制法用法】 将以上 3 味药同入锅中,加水适量,煎煮 30 分钟,去渣取汁,与 3 000 毫升沸水同入泡足桶中,先熏蒸,后泡足,每次 30 分钟,每晚 1 次,10 日为 1 个疗程。

【功效主治】 化痰泄浊,活血安神。适用于痰瘀中阻型心脏病,症见心慌气短、胸闷、痰多、饮食减少或有恶心、舌苔白腻、脉弦滑。可见于风湿性心脏病、冠心病、心脏神经官能症等心脏病。

6. 薤白丹参方

【药物组成】 薤白 60 克,丹参 30 克,川芎 15 克。

【制法用法】 将以上 3 味药同入锅中,加水适量,煎煮 30 分钟,去渣取汁,与 3 000 毫升沸水同入泡足桶中,先熏蒸,后泡足,每次 30 分钟,每晚 1 次,10 日为 1 个疗程。

【功效主治】 温通心阳,活血化瘀。适用于心阳不足型心脏病,症见心悸不宁、气短或气不足、胸闷或心前区隐痛、畏寒肢冷、面色苍白。

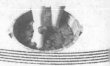

7. 活血止痛方

【药物组成】 红花、麻黄、桂枝、泽兰各等量。

【制法用法】 将诸药择净,同放锅中,加清水适量,浸泡5～10分钟后,煎取药汁,放入浴盆中,待温时足浴,每日2次,每次10～30分钟,每日1剂,连续3～5日。

【功效主治】 活血止痛,温阳通络。适用于瘀血胸痛。

8. 薤白瓜蒌方

【药物组成】 薤白、瓜蒌、半夏、丹参各30克,白胡椒、细辛、乳香、没药、冰片各9克。

【制法用法】 上药加清水1 500毫升,煎沸10分钟后,将药液倒入脚盆内,先对准心前区熏蒸,待温浸泡双脚30分钟,每日2～3次,10日为1个疗程。

【功效主治】 宽胸理气,活血通脉。适用于冠心病。

9. 红花泽兰方

【药物组成】 红花、麻黄、桂枝、泽兰各25克。

【制法用法】 将诸药加清水2 000毫升,浸泡10分钟后,煎取药汁,放入浴盆中,待温时足浴,每日2次,每次30分钟,连续15日为1个疗程。

【功效主治】 活血止痛,温阳通络。适用于瘀血胸痛。

10. 莱菔子海藻方

【药物组成】 莱菔子(萝卜子)50克,海藻60克,制半夏40克。

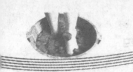

【制法用法】　将以上 3 味药同入锅中,加水适量,煎煮
30 分钟,去渣取汁,与 3 000 毫升沸水同入泡足桶中,先熏
蒸,后泡足,每次 30 分钟,每晚 1 次,10 日为 1 个疗程。

【功效主治】　化痰泄浊,活血安神。适用于痰瘀中阻
型心脏病,症见心慌气短、胸闷、痰多、饮食减少或有恶心、
舌苔白腻、脉弦滑。可见于风湿性心脏病、冠心病、心脏神
经官能症等心脏病。

足部按摩疗法

【有效反射区】　肾、腹腔神经丛、输尿管、膀胱、胃、十
二指肠、脾、胸(乳房)、胸部淋巴结反射区(图 4-14)。

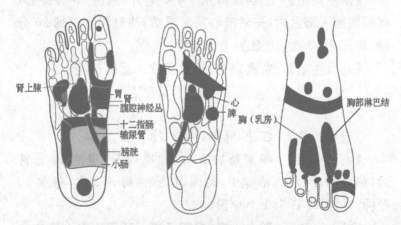

图 4-14　冠心病足部反射区

【按摩手法】

(1)点按肾反射区。

(2)点刮腹腔神经丛,并从足趾向足跟方向推按输尿管

182

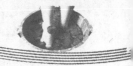

反射区各 2 分钟。

(3)点按膀胱反射区 2 分钟。

(4)推胃、十二指肠、脾反射区各 1 分钟。

(5)由轻到重推按心反射区 2 分钟。

(6)推按胸(乳房)反射区,刮动胸部淋巴结反射区各 1 分钟。

(7)每日按摩 2 次。取双足,可由他人按摩,也可自己按摩,10 日为 1 个疗程。

【生活保健】

(1)保持心情舒畅,避免过度紧张、激动、生气等。

(2)饮食要清淡,少吃油腻及刺激性食物。

(3)戒烟、酒。

(4)适当进行诸如太极拳、八段锦、五禽戏等体育锻炼。

(十五)心 绞 痛

心绞痛是心肌急剧、暂时的缺血缺氧所引起的临床症状,是由于冠状动脉供血不足所致,是中老年人常见的心血管疾病。多见胸骨后心前区突然出现持续性疼痛、憋闷感,疼痛常放射到左肩。

【临床表现】 心绞痛症状多表现为压榨性疼痛、闷胀性或窒息性疼痛、咽喉部有紧缩感,也有些患者仅有胸闷。严重者偶伴有濒死的恐惧感觉,往往迫使患者立即停止活动,伴有出冷汗。

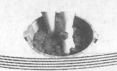
足浴疗法

1. 丹参方

【药物组成】　丹参 30 克,麦冬、黄芪各 20 克,陈皮 10 克。

【制法用法】　将上述中药放入锅中,加水 2 500 毫升,煎煮 20 分钟,取药汁,兑入适量温水泡脚 30 分钟,每日 1~2 次。

【功效主治】　养血安神。适用于心绞痛。

2. 葛根丹参方

【药物组成】　葛根、丹参各 25 克,茯苓 15 克,甘草 10 克。

【制法用法】　将上述中药放入锅中,加水 1 500 毫升,煎煮 20 分钟,取药汁,兑入适量温水泡脚 30 分钟,每日 1~2 次。

【功效主治】　养血安神。适用于心绞痛。

足部按摩疗法

【有效反射区】　肾、输尿管、膀胱、肾上腺、胃、心等反射区(图 4-15)。

【按摩手法】

(1)重点推按肾、输尿管、膀胱、肾上腺反射区,以出现酸胀感为度。

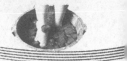

内科常见病泡脚按摩

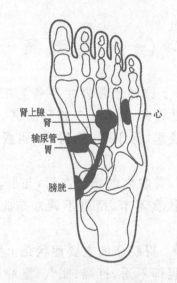

肾上腺
肾
输尿管
胃
膀胱
心

图 4-15　心绞痛足部反射区

(2)按压胃反射区,使胃不再产生胀气经横膈膜压迫心脏。

(3)按压心反射区,力度适中。

【注意事项】

(1)控制盐的摄入量,心绞痛的患者每日的盐摄入量控制在 6 克以下。

(2)少吃脂肪,减少热能的摄取。高脂饮食会增加血液的黏稠度,使血脂增高,高脂血症是心绞痛的重要诱发原因之一。

(3)适当的体育锻炼,提高免疫力,增强心脏功能。

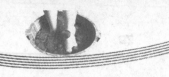
（十六）胃脘痛

胃脘痛是以上腹部经常发生疼痛为主症的消化道病症，多见于急慢性胃炎、胃及十二指肠溃疡、胃神经官能症。也见于胃黏膜脱垂、胃下垂、胰腺炎、胆囊炎及胆石症等疾病。

中医学认为，胃脘痛的病位在胃，与肝、脾两脏关系密切。气候寒冷、饮食不节、情志不调常是此类疾病的重要诱因。

【临床表现】　胃脘痛的主要症状是上腹痛，规律性不明显，进食后上腹部不适、打嗝、胀气、恶心、呕吐、腹泻、胸闷等。每种疾病表现的症状不同，若是食管疾病常伴随胸闷、胃灼热（烧心）、吐酸水、打嗝等症状；若是胃溃疡则伴随空腹疼痛、打嗝有酸味，甚至呕血等症状。

足浴疗法

1. 藿香佩兰方

【药物组成】　藿香 50 克，佩兰 30 克，鸡蛋壳 10 个。

【制法用法】　将上药加水适量，煎煮 30 分钟，去渣取汁与沸水同入脚盆中，先熏后泡，每日 1 次，每次 30 分钟，7 日为 1 个疗程。

【功效主治】　疏肝理气，和胃止痛。适用于慢性胃炎。

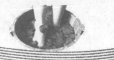

2. 桂枝麻黄方

【药物组成】　桂枝 20 克,麻黄、羌活、独活各 15 克,红花、细辛、艾叶各 10 克。

【制法用法】　将诸药加清水适量浸泡 10 分钟后,煎取药汁,倒入脚盆中,兑入温水适量,将双脚浸入,待水温下降后,再适当兑入热水,边洗边搓,直至水加至踝关节以上,双脚暖和,皮肤发红为止,每晚 1 次,每剂可用 3 日。

【功效主治】　温胃止痛,疏风散寒。适用于风寒外袭所致的胃痛。

3. 陈皮生姜方

【药物组成】　陈皮 50 克,生姜 30 克。

【制法用法】　将上药加清水 2 000 毫升,煎至 1 500 毫升时,滤出药液,倒入脚盆中,先熏蒸,待温度适宜时泡洗双脚,每晚临睡前泡洗 1 次,每次 40 分钟,7 日为 1 个疗程。

【功效主治】　温中散寒止痛。适用于风寒侵袭所致的胃脘疼痛。

4. 当归陈皮方

【药物组成】　当归、陈皮各 30 克,红曲、砂仁各 20 克,藿香、丁香各 10 克。

【制法用法】　将上药加清水适量,煎数沸,澄出药液,与 1 000 毫升沸水同入脚盆中,趁热熏蒸,待温度适宜时泡洗双脚,每日 2 次,每次 30 分钟,7 日为 1 个疗程。

【功效主治】　健脾和胃,行滞化湿。用治脾胃不和所

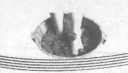
致的消化不良、胃部胀痛等症。

5. 黄兰果方

【药物组成】 黄兰果 50 克,人参、白术各 10 克。

【制法用法】 上药加清水 1 500 毫升,煎沸 5～10 分钟后,将药液倒入脚盆内,待温浸泡双足 30 分钟,每日 1 次。

【功效主治】 消食化积,健脾开胃。适用于消化不良、胃寒胃痛等。

6. 马兰方

【药物组成】 马兰 50 克,韭菜子 30 克。

【制法用法】 将诸药加清水适量浸泡 10 分钟后,煎取药汁,倒入脚盆中,待温时足浴,每次 30 分钟,每日 2 次,5 日为 1 个疗程。

【功效主治】 行气止痛,活血化瘀,清热解毒。适用于慢性胃炎、胃痛、胃溃疡等。

足部按摩疗法

【有效反射区】 肾、输尿管、膀胱、胃、脾、肝、十二指肠、大脑、食管、小肠反射区(图 4-16)。

【按摩手法】

(1)拇指揉压大脑、肝、胃、十二指肠、脾反射区各 30～50 次。

(2)食指刮压膀胱、输尿管、肾、食管、小肠反射区各 30～50 次,力度适中。

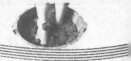

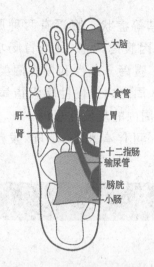

——大脑

——食管

肝——
——胃
肾——

——十二指肠
——输尿管

——膀胱
——小肠

图 4-16　胃脘痛足部反射区

【生活保健】

(1)纠正不良的饮食习惯。饮食要有规律,少食多餐,忌食辛辣刺激性食物,戒烟限酒。

(2)平时的饮食应供给富含维生素的食物,以利于保护胃黏膜和提高其防御能力,并促进局部病变的修复。

(3)保持心情舒畅,合理安排工作和休息,避免精神过度紧张和过度疲劳。

(4)不用或慎用对胃黏膜有刺激性的药物,如需服用,可选择在饭间或饭后服用。

(十七)腹　泻

腹泻是指排便次数明显超过平日习惯的频率,粪质稀薄,或含未消化食物,或脓血、黏液。腹泻常伴有排便急迫

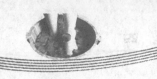

感、肛门不适、失禁等症状。腹泻有两种原因，一是饮食不适所致，可称为外因腹泻；另一种是胃肠功能不正常所致，称之为内因腹泻。腹泻分急性和慢性两类。急性腹泻发病急剧，病程在 2～3 周之内。慢性腹泻指病程在 2 个月以上或间歇期在 2～4 周内的复发性腹泻。

【临床表现】 可伴有恶心、呕吐、发热、腹痛、腹胀、黏液便、血便等症状。

足浴疗法

1. 生姜葱白方

【药物组成】 生姜、葱白各 30 克。

【制法用法】 将上药水煎取汁，与 1 000 毫升沸水一起倒入泡脚盆中，先熏蒸，待温度适宜时泡洗双脚，每日 2 次，每次 40 分钟，7 日为 1 个疗程。

【功效主治】 发表散寒，通阳止泻。适用于受寒后引起的水泻。

2. 马齿苋生姜方

【药物组成】 马齿苋 30 克，生姜 20 克。

【制法用法】 将上药捣成泥糊状，放入沸水盆中，用盖将盆盖严，过 10～15 分钟，待水温适宜后，将洗净的脚放入药液内浸泡 30 分钟，每日 3 次，7 日为 1 个疗程。

【功效主治】 清热利湿，发表散寒。适用于湿热型腹泻。

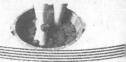

3. 生姜艾叶方

【药物组成】　生姜 150 克，艾叶 100 克，益智仁 20 克。

【制法用法】　将上药加水适量，煎煮 30 分钟，去渣取汁，与 1 000 毫升沸水同入泡脚盆中，先熏蒸，待温泡洗双脚，每晚 1 次，每次 40 分钟，10 日为 1 个疗程。

【功效主治】　温补脾肾，散寒止泻。适用于脾肾阳虚型慢性腹泻。

4. 艾叶足液方

【药物组成】　艾叶或鲜野艾 250～300 克。

【制法用法】　上药洗净，加水 1 500～2 000 毫升，水沸后去渣，趁热置入盆内足浴，每次 15～20 分钟，每日 3～5 次，连续使用 3～5 日，每日 1 剂。

【功效主治】　温中健脾。适用于风寒或食积泄泻。

5. 厚朴双皮方

【药物组成】　藿香、厚朴、大腹皮、陈皮、吴茱萸、炮姜、制附子各 10 克。

【制法用法】　将上药水煎取汁，同 1 000 毫升沸水一起倒入泡脚盆中，先熏蒸，待温度适宜时泡洗双脚，每日 2 次，每次 40 分钟，7 日为 1 个疗程。

【功效主治】　温中散寒，理气消胀，暖肾健脾。适用于慢性泄泻。

6. 清热利湿方

【药物组成】　葛根 50 克，白扁豆、车前草各 150 克。

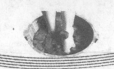

【制法用法】　上药水煎 20～30 分钟去渣取汁,加入温开水适量,使水温在 30℃以上,水面没过脚踝,浸泡双足 30～60 分钟,每日 2～3 次,连续 3 日,每日 1 剂。

【功效主治】　清热利湿。此方对湿热型泄泻疗效最佳。

7. 吴萸止泻方

【药物组成】　吴茱萸 30 克,罂粟壳、肉豆蔻、桂枝、木香、陈皮各 20 克。

【制法用法】　上药水煎取汁足浴,每日 2～3 次,每次 10～15 分钟,每日 1 剂。

【功效主治】　温中止泻。适用于各种腹泻,以寒性、慢性腹泻疗效较好。

8. 桂连方

【药物组成】　肉桂、黄连各 15 克,丁香 3 克。

【制法用法】　上药加水煎煮 2 次,然后混合在一起,待温,足浴 30～60 分钟,每日 1 剂。

【功效主治】　温阳利湿。适用于大便溏稀,畏寒身冷。

9. 双叶方

【药物组成】　梧桐叶 400 克,无花果叶 60 克。

【制法用法】　将上药水煎取汁,同 1 000 毫升沸水一起倒入泡脚盆中,先熏蒸,待温度适宜时泡洗双脚,每日 2 次,每次 40 分钟,7 日为 1 个疗程。

【功效主治】　清热除毒,祛风除湿。适用于湿热泄泻。

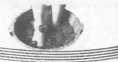

10. 蓼草木瓜方

【药物组成】 辣蓼草 250 克,木瓜 150 克,黄荆叶 30 克。

【制法用法】 将诸药加清水适量浸泡 10 分钟后,煎取药汁,放入泡脚盆中,待温时足浴,每次 30 分钟,每日 2～3 次,5 日为 1 个疗程。

【功效主治】 除湿解毒,清热止泻。适用于湿热型泄泻。

11. 葎草苦参方

【药物组成】 鲜葎草、苦参各 40 克。

【制法用法】 将诸药加清水适量浸泡 10 分钟后,煎取药汁,放入泡脚盆中,待温度适宜足浴,每次 30 分钟,每日 2～3 次,5 日为 1 个疗程。

【功效主治】 清热止泻。适用于湿热泄泻。

12. 车前子薏苡仁方

【药物组成】 车前子、炒薏苡仁各 30 克,茯苓 15 克,陈皮、白术、焦神曲各 10 克,防风、柴胡、黄连各 5 克。

【制法用法】 将上药加清水适量泡 30 分钟,煎数沸,同 1 000 毫升沸水一起倒入盆中,趁热熏蒸,待温度适宜时泡洗双脚,每日 2 次,每次 30 分钟。

【功效主治】 适用于泄泻日久不愈,便稀不成形,嗳气食少或稍多食或情绪紧张之时则泄泻。

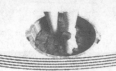

足部按摩疗法

【有效反射区】　肾上腺、肾、输尿管、膀胱、胃、脾、小肠反射区（图 4-17）。

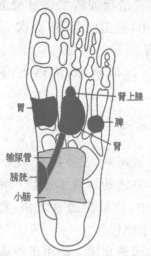

图 4-17　腹泻足部反射区

【按摩手法】

（1）着重按压肾、肾上腺、输尿管、膀胱反射区，以出现酸胀感为宜。

（2）按压胃、脾、小肠反射区，以稍有酸胀感为度。

【生活保健】

（1）发生腹泻时，一定要查清病因后对症下药。

（2）注意保暖，避免着凉。

（3）如病毒引起的腹泻，要给患者吃些容易消化吸收的清淡食物，如面条、米粥等。

・194・

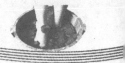

（十八）便　秘

　　大肠功能异常,易出现便秘,即排便不畅,滞留在肠内的有害物质被吸收后会导致各种内脏疾病。便秘是由于大肠运动缓慢,水分被吸收过多,粪便干燥坚硬,滞留肠腔,艰涩难下,不易排出体外。引起便秘的原因有久坐少动,食物过于精细,缺少膳食纤维等原因。

　　【临床表现】　主要症状为排便次数减少,或由于粪质干燥、坚硬难以排出,腹内有不适感。

足浴疗法

1. 杏仁火麻仁方

　　【药物组成】　杏仁30克,火麻仁40克,桑叶50克。

　　【制法用法】　将上药放入锅中,加水适量,煎煮30分钟,去渣取汁,与3 000毫升沸水一同倒入泡足桶中,先熏蒸,后泡足,并配合足底按摩,每日1次,每次30～40分钟,15日为1个疗程。

　　【功效主治】　润肠清热通便。适用于各种习惯性便秘。

2. 番泻叶木香方

　　【药物组成】　番泻叶10克,艾叶50克,木香、枳实各20克。

　　【制法用法】　将以上4味药同入锅中,加水适量,煎煮20分钟,去渣取汁,与沸水同入泡足桶中,先熏蒸,后泡足,

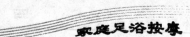

并配合足底按摩,每日 1 次,每次 30～40 分钟,15 日为 1 个疗程。

【功效主治】 清热通便。适用于体质较强者的习惯性便秘,对偏于热证者尤为适宜。

3. 木香槟榔方

【药物组成】 槟榔 40 克,大黄 15 克,木香、乌药各 20 克。

【制法用法】 将上药放入锅中,加水适量,煎煮 30 分钟,去渣取汁,与 3 000 毫升沸水一同倒入泡足桶中,先熏蒸,后泡足,并配合足底按摩,每日 1 次,每次 30～40 分钟,15 日为 1 个疗程。

【功效主治】 疏肝理气导滞。适用于气滞型习惯性便秘,症见欲便难出,便时肛门坠胀不适,伴嗳气胸闷、腹部胀痛等。

4. 党参山药方

【药物组成】 党参 20 克,山药 30 克,郁李仁 40 克。

【制法用法】 将上药放入锅中,加水适量,煎煮 30 分钟,去渣取汁,与 3 000 毫升沸水一同倒入泡足桶中,先熏蒸,后泡足,并配合足底按摩,每日 1 次,每次 30～40 分钟,15 日为 1 个疗程。

【功效主治】 益气补中,润肠通便。适用于气虚型习惯性便秘,症见大便不干硬,但临厕努责难出、排便不尽,伴头晕乏力等。

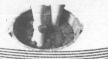

5. 枳壳木香方

【药物组成】 枳壳、木香、乌药各 15 克。

【制法用法】 将上药加清水 2 000 毫升,煎至 1 500 毫升,将药液倒入盆内,待温浸泡双脚,每日 1～2 次,每次 30 分钟。素体偏热者,每日泡脚 1 次,水温可略低一些,每次 30 分钟;素体偏寒、偏虚者,每日泡脚 2 次,上午和晚上各 1 次,水温可略高些,每次 30 分钟。

【功效主治】 行气导滞,通便。适用于便秘。

6. 芝麻梗通便方

【药物组成】 黑芝麻梗 100 克,当归 60 克,白芍 9 克,火麻仁 30 克,郁李仁、肉苁蓉各 20 克,大黄 6 克。

【制法用法】 上药加清水 2 000 毫升,煎至 1 500 毫升,将药液倒入盆内,待温浸泡双脚 30 分钟,每日 2 次,5 日为 1 个疗程。

【功效主治】 益气补中,润肠通便。适用于老年性习惯性便秘,或久病体虚便秘。

7. 艾叶生姜方

【药物组成】 艾叶、生姜各 100 克,食盐 50 克。

【制法用法】 将生姜、艾叶加清水 1 500 毫升,煎至 1 000毫升,去渣取汁倒入盆中,然后将食盐加入药液中,待温泡脚,每次 20 分钟,每日 2 次,7 日为 1 个疗程。

【功效主治】 温中散寒,理气养血,润燥泻火。适用于习惯性便秘。

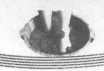

8. 全瓜蒌香蕉皮方

【药物组成】 全瓜蒌 30 克,香蕉皮 250 克,蒲公英 100 克。

【制法用法】 将上药放入锅中,加水适量,煎煮 30 分钟,去渣取汁,与 3 000 毫升沸水一同倒入泡足桶中,先熏蒸,后泡足,并配合足底按摩,每日 1 次,每次 30～40 分钟,15 日为 1 个疗程。

【功效主治】 润肠清热。适用于各种习惯性便秘。

9. 二叶瓜皮方

【药物组成】 鲜萝卜叶 100 克,鲜冬瓜皮 80 克,竹叶 50 克。

【制法用法】 将上药加清水 2 000 毫升,煎至 1 500 毫升时取药液倒入盆中,先熏蒸,待药液温度 40℃左右时,泡洗双脚,每次 30 分钟,每日 2 次,5 日为 1 个疗程。

【功效主治】 清热通便。适用于大便干结,小便短赤,面红心烦,或有身热口干口臭、腹胀或痛等。

10. 当归麻仁方

【药物组成】 当归 60 克,白芍 9 克,火麻仁 30 克,郁李仁、肉苁蓉各 15 克,黑芝麻 24 克,甘草 6 克。

【制法用法】 将上药加清水 2 000 毫升,煎至 1 500 毫升时,将药液倒入盆中,先熏蒸,待药液温度 40℃左右时,泡洗双脚,每次 30 分钟,每日 2 次,5 日为 1 个疗程。

【功效主治】 益气补中,润肠通便。适用于年老或久

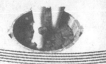

病津液不足所致的便秘。

11. 黄芪桃仁方

【药物组成】 黄芪 20 克,桃仁、火麻仁各 30 克。

【制法用法】 将上药放入锅中,加水适量,煎煮 30 分钟,去渣取汁,倒入泡足桶中,先熏蒸,后泡足,并配合足底按摩,每日 1 次,每次 30～40 分钟,15 日为 1 个疗程。

【功效主治】 益气补中,润肠通便。适用于气虚型习惯性便秘。

12. 白术苍术方

【药物组成】 白术、苍术、肉苁蓉各 50 克,枳壳 10 克。

【制法用法】 上药共煎 2 次,每次以文火煎 1 小时以上,将药液合并,倒入脚盆中,待温度适宜时浸泡双脚,每次 30 分钟,每日 2 次,7 日为 1 个疗程。

【功效主治】 益气补中,润肠通便。用治气虚性便秘。

足部按摩疗法

【有效反射区】 肾、输尿管、膀胱、肛门、横结肠、升结肠、降结肠反射区(图 4-18)。

【按摩手法】

(1)按压肾、输尿管、膀胱反射区 3～4 次。

(2)沿着大肠排泄物的方向从横结肠起,横向推按横结肠向下划至降结肠再下划至肛门,按摩 5～15 分钟。

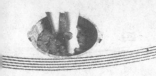
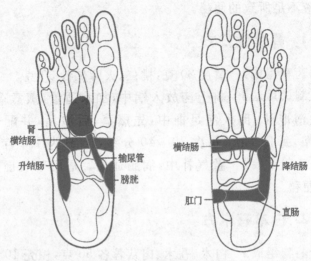

肾
横结肠
升结肠
输尿管
膀胱
横结肠
降结肠
肛门
直肠

图 4-18　便秘足部反射区

【生活保健】

(1)每日至少喝 8 杯水,尤其在食用高膳食纤维食品时,更应注意保证饮水。

(2)多吃新鲜蔬菜,增加饮食中膳食纤维的摄取量,每日早上起来空腹喝温开水冲的蜂蜜,蜂蜜对肠道有润滑作用。

(3)多进行体育运动。应养成每日定时排便的习惯,以逐步恢复或重新建立排便反射。

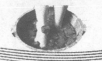

五、外科常见病足浴按摩

(一)痔 疮

痔疮是人体直肠末端黏膜下和肛管皮肤下静脉丛发生扩大和曲张所形成的柔软静脉团,称为痔,又名痔疮、痔核、痔疾等。医学所指痔疮包括内痔、外痔、混合痔。中医学认为,本病多因久坐、久立、负重远行或饮食失调、嗜食辛辣肥甘、泻痢日久、劳倦过度等导致气血运行不畅,络脉瘀阻,蕴生湿热而引发。

【临床表现】 常见症状为便后出血,大便时出现肛周疼痛现象,痔核可出现肿胀、疼痛、瘙痒、出血,随着病情的加重,排便时可脱出肛门,重者在咳嗽、腹压增高、用力下蹲时即可脱出。

足浴疗法

1. 苦菜仙人掌方

【药物组成】 苦菜50克(干品30克),仙人掌100克,灰灰菜(干品100克)、蕨菜(干品100克)各200克。

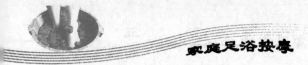

【制法用法】 将以上 4 味药洗净,切碎后同入锅中,加水适量,煎煮 30 分钟,去渣取汁,与 3 000 毫升沸水同入泡足桶中,先熏蒸,后泡足,每次 30 分钟,每晚 1 次,5 日为 1 个疗程。

【功效主治】 清热,凉血止血。适用于痔疮便血。

2. 银花地丁方

【药物组成】 金银花、紫花地丁、蒲公英各 30 克,牡丹皮、牛膝、生大黄、川芎、白芷各 20 克,野菊花、夏枯草各 10 克。

【制法用法】 将上药择净,放入药罐中,加清水适量,浸泡 5～10 分钟后,煎取药汁,放入浴盆中,待温时坐浴,同时足浴,每日 2～3 次,每次 10～30 分钟,每日 1 剂,连续7～10 日。

【功效主治】 清热解毒。适用于炎性外痔。

3. 苍柏野菊方

【药物组成】 苍术 30 克,黄柏、野菊花各 15 克,川乌、草乌、赤芍、大黄各 10 克。

【制法用法】 将上药放入锅中,加水适量,煎煮取汁足浴,同时坐浴熏洗,每日 1 剂,每日 1 次,每次 10～20 分钟。

【功效主治】 活血消肿止痛。适用于肛门水肿,血栓性外痔肿胀疼痛者。

4. 地锦草马齿苋方

【药物组成】 地锦草 250 克(干品 100 克),马齿苋 200

克(干品 80 克),白茅根 300 克(干品 150 克)。

【制法用法】 将以上 3 味药洗净后同入锅中,加水适量,煎煮 30 分钟,去渣取汁,与 3 000 毫升沸水同入泡足桶中,先熏蒸,后泡足。每次 30 分钟,每晚 1 次,5 日为 1 个疗程。

【功效主治】 清热,凉血止血。适用于痔疮便血。

5. 秦艽皂刺方

【药物组成】 秦艽、核桃仁、防风各 6 克,皂角刺、苍术、黄柏、当归尾、泽泻、槟榔、制大黄、槐花各 10 克。

【制法用法】 将上药加清水适量,煎煮 30 分钟,去渣取汁,与 2 000 毫升沸水一起倒入盆中,先熏蒸肛门 20 分钟,待温度适宜时泡洗双脚,每日早、晚各 1 次,5 日为 1 个疗程。

【功效主治】 清热祛风,行气化湿,活血止痛。用于治疗痔疮疼痛肿胀者。

6. 银花公英方

【药物组成】 金银花、蒲公英、白菊花、艾叶、芒硝各 20 克,花椒、五倍子各 10 克,苍术、防风、侧柏叶各 15 克,葱白 6 根。

【制法用法】 将上药加清水适量,煎煮 30 分钟,去渣取汁,与沸水 2 000 毫升同入脚盆中,先熏蒸肛门,待温度适宜时泡洗双脚,每日 2 次,每次熏泡 40 分钟,7 日为 1 个疗程。

【功效主治】 清热解毒,消肿止痛。适用于炎性外痔、肛管水肿、内痔脱出、血栓外痔等。

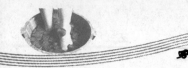

7. 马齿苋方

【药物组成】 马齿苋 30 克,生白矾、生大黄各 2 克,五倍子 15 克。

【制法用法】 将上药择净,放入药罐中,加清水适量,浸泡 5～10 分钟后,煎取药汁,放入浴盆中,待温时坐浴,同时足浴,每日 2～3 次,每次 10～30 分钟,每日 1 剂,连续 7～10 日。

【功效主治】 清热解毒。适用于二、三期内痔脱出,嵌顿引起肿胀疼痛或脱肛水肿者。

8. 地榆鸡冠花方

【药物组成】 地榆、红鸡冠花各 50 克,生大黄 20 克。

【制法用法】 将上药加清水适量,煎煮 30 分钟,去渣取汁,与 2 000 毫升沸水一起倒入盆中,先熏蒸肛门,待温度适宜时泡洗双脚,每日早晚各 1 次,每次熏泡 40 分钟,10 日为 1 个疗程。

【功效主治】 收敛止血凉血。适用于痔疮出血。

9. 桃仁活血方

【药物组成】 桃仁、路路通、红花、丹参、牛膝、川楝子、延胡索各 20 克,皂角刺、五倍子各 30 克,枯矾、朴硝各 20 克。

【制法用法】 将上药(除枯矾、朴硝外)择净,放入药罐中,加清水适量,浸泡 5～10 分钟后,煎取药汁,放入浴盆中,纳入枯矾、朴硝各 20 克溶化,待温时坐浴,同时足浴,每日

2～3 次,每次 10～30 分钟,每日 1 剂,连续 7～10 日。

【功效主治】 活血通络,解毒止痛。适用于内痔嵌顿。

10. 二黄银花方

【药物组成】 黄芩、黄柏、金银花、马鞭草、车前草、败酱草、延胡索、赤芍、蒲公英各 30 克,白矾、朴硝各 5 克。

【制法用法】 将上药(除白矾、朴硝外)加清水适量,浸泡 20 分钟,煎数沸,取药液与 1 500 毫升沸水同入脚盆中,纳入白矾、朴硝,趁热熏蒸肛门,待温度适宜时泡洗双脚,每日 2 次,每次 40 分钟,10 日为 1 个疗程。

【功效主治】 清热解毒,消肿止痛。适用于痔疮。

11. 苍术黄柏方

【药物组成】 苍术 30 克,黄柏 20 克,蒲公英 50 克。

【制法用法】 将以上 3 味药洗净后同入锅中,加水适量,煎煮 30 分钟,去渣取汁,与 3 000 毫升沸水同入泡足桶中,先熏蒸,后泡足,每次 30 分钟,每晚 1 次,5 日为 1 个疗程。

【功效主治】 清热解毒,凉血活血。适用于痔疮所致肛门肿痛。

足部按摩疗法

【有效反射区】 肛门、直肠、小肠、甲状旁腺、腹腔神经丛、下身淋巴结、内尾骨反射区(图 5-1)。

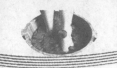

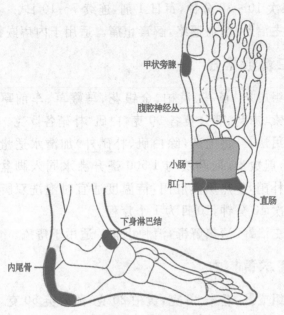

图 5-1　痔疮足部反射区

【按摩手法】

(1)推压腹腔神经丛、小肠、直肠、内尾骨反射区各50~100 次。

(2)点按直肠、肛门、下身淋巴结等反射区各 50~100 次,以出现酸胀感为度。

(3)按揉甲状旁腺反射区 30~50 次。

【生活保健】

(1)避免劳累和久站负重。

(2)多吃水果、蔬菜,保持大便通畅,少食辛辣刺激食物,戒烟、酒。

(3)平时可常做提肛锻炼,经常参加体育活动。体育锻炼有益于血液循环,可以调和人体气血,促进胃肠蠕动,改善盆腔充血,防止大便秘结,预防痔疮。

(4)养成定时排便的习惯,这对预防痔疮的发生有着极重要的作用。

(二)颈椎病

颈椎病又称颈椎综合征,是指颈椎及其周围软组织发生病理改变而导致颈神经根、颈部脊髓、椎动脉及交感神经受到压迫或刺激而引起的综合征候群。本病好发于40岁以上成年人,无论男女皆可发生,是临床常见的多发病。

颈椎病多因身体虚弱、肾虚精亏、气血不足、濡养缺乏、瘀血等病理产物积聚而导致经络不通、筋骨不利而发病。本病与职业有密切的关系,颈部经常处于前屈状态,如写字、打字、缝纫、刺绣、久坐办公室等。如能每日坚持足部按摩,大多数患者会收到很好的疗效。

【临床表现】 发病时患者颈部活动受限,做颈部旋转活动时可引起眩晕、恶心或心慌等症状;头颈、肩臂麻木疼痛,重者肢体酸软乏力,甚则大小便失禁、瘫痪;部分患者可有头晕、耳鸣、耳痛、握力减弱及肌肉萎缩等。

足治疗法

1. 鸡血藤方

【药物组成】 鸡血藤50克,川牛膝、葛根、赤芍各30

克,地龙、全蝎各 20 克。

【制法用法】 将上药加清水适量,煎煮 30 分钟,去渣取汁,与 2 000 毫升沸水一起倒入盆中,先熏蒸擦洗患处,待温度适宜时泡洗双脚,每日早、晚各 1 次,每次熏泡 40 分钟,10日为 1 个疗程。

【功效主治】 活血化瘀,通经止痛。适用于颈椎病。

2. 葛根方

【药物组成】 葛根、伸筋草各 50 克,白芍、丹参、秦艽各 30 克,鸡血藤、桑枝各 20 克。

【制法用法】 将上药加清水适量,浸泡 20 分钟,煎数沸,取药液与 1 500 毫升沸水同入脚盆中,趁热熏蒸,待温度适宜时泡洗双脚,每日 2 次,每次 40 分钟,中病即止。

【功效主治】 活血祛瘀,理气止痛,舒筋通络,消瘀散结。适用于各型颈椎病。

3. 当归方

【药物组成】 当归 30 克,川芎、红花、刘寄奴、路路通各 20 克,桑枝、白芥子各 15 克。

【制法用法】 将上药加清水适量,煎煮 30 分钟,去渣取汁,与 2 000 毫升沸水一起倒入盆中,先熏蒸,待温度适宜时泡洗双脚,每日 2 次,每次熏泡 40 分钟,中病即止。

【功效主治】 活血化瘀,行气通络,除湿涤痰。适用于颈椎病。

4. 夜交藤方

【药物组成】 夜交藤、茯苓、丹参、白芍各 30 克,天麻

10 克,桂枝、生甘草各 20 克。

【制法用法】　将上药加清水适量,煎煮 30 分钟,去渣取汁,与 2 000 毫升沸水一起倒入盆中,先熏蒸,待温度适宜时泡洗双脚,每日早、晚各 1 次,每次熏泡 4 分钟,10 日为 1 个疗程。

【功效主治】　活血祛瘀,理气止痛。适用于颈椎病。

5. 生草乌方

【药物组成】　生草乌、细辛各 10 克,洋金花 20 克,冰片 25 克。

【制法用法】　将生草乌、细辛、洋金花 3 味药加清水 2 000 毫升,煎至 1 500 毫升时,滤出药液,倒入脚盆中,加入冰片,先熏蒸,待温度适宜时泡洗双脚,每日 2 次,每次 40 分钟,中病即止。

【功效主治】　祛风散寒,通络止痛。适用于颈椎、腰椎及老年骨关节痛等。

足部按摩疗法

【有效反射区】　三叉神经,大脑,小脑及脑干,颈项,内尾骨,骶椎、尾椎,腰椎,胸椎,颈椎反射区(图 5-2)。

【按摩手法】

(1)颈椎、颈项、三叉神经、小脑及脑干反射区用叩指法,各推压 50～100 次,力度稍重,以有痛感为佳。

(2)点按大脑反射区 30～50 次。

(3)推揉内尾骨,骶椎、尾椎,腰椎,胸椎反射区 30～50 次,力度稍轻。

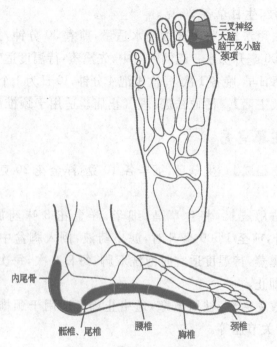

三叉神经
大脑
脑干及小脑
颈项

内尾骨

骶椎、尾椎　　　腰椎　　　胸椎　　　颈椎

图 5-2　颈椎病足部反射区

(4)捻、探、摇、拨各个足趾,10 分钟。

(5)分别转动左右脚足跟 10 分钟。

【生活保健】

(1)经常做颈项活动,锻炼颈部,以减轻肌肉紧张度。

(2)低头工作不宜过久,要避免不正常的体位,如躺在床上看电视等。

(3)避免头顶或手持重物。

(4)睡觉时不可俯卧,枕头不宜过高、过低或过硬,并注意颈部保暖。

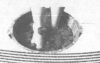

(5)避免和减少急性损伤。

(6)防风寒、潮湿,避免午夜、凌晨洗澡或受风寒吹袭。

(三)肩周炎

肩周炎全称"肩关节周围炎",又称"五十肩""漏风肩"或"冻结肩"。是以肩关节疼痛和功能障碍为主要症状的常见病。本病好发于 50 岁左右,女性发病率略高于男性,多见于体力劳动者。

中医学认为,本病的发生是由于肝肾亏损、气血虚弱、血不荣筋,或外伤后遗、痰浊瘀阻,复感风寒湿邪,使气血凝滞不畅、筋脉拘挛而致。早期治疗非常重要。

【临床表现】 早期多为肩部酸楚疼痛,呈阵发性,常因天气变化或劳累诱发;逐渐发展为持续性,引起剧烈疼痛,并可向颈部、上臂、前臂放射。肩关节运动障碍日渐加重;甚则肩峰突起,上举不便,不能做梳头、脱衣、洗脸等动作,夜间因翻身移动肩部而痛醒,肩部肌肉可有痉挛或萎缩等现象;后期引起整个肩关节僵直,活动困难,疼痛可影响夜间睡眠。

足浴疗法

1. 黄芪当归方

【药物组成】 黄芪 50 克,当归 30 克,桂枝、白芍、威灵仙、生姜各 20 克,红枣 10 枚。

【制法用法】 将上药加清水适量,浸泡 20 分钟,煎 2

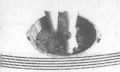

次,每次 30 分钟,合并药液与 1 500 毫升沸水同入脚盆中,趁热熏蒸,待温度适宜时泡洗双脚,每日 2 次,每次 40 分钟,10 日为 1 个疗程。

【功效主治】 补卫气,通经络,散寒湿。适用于肩周炎。

2. 桂枝大枣方

【药物组成】 桂枝、红枣、羌活各 30 克,生姜、甘草、白芍、桑枝各 20 克。

【制法用法】 将上药加清水 2 000 毫升,煎至 1 500 毫升时取药液倒入盆中,先熏蒸,待药液温度 40℃左右时泡洗双脚,每次 30 分钟,每日 2 次,5 日为 1 个疗程。

【功效主治】 祛寒止痛,舒筋活血。适用于肩周炎。

3. 炒地龙方

【药物组成】 炒地龙 50 克,红花、威灵仙、桃仁各 50 克,五加皮、防己各 20 克。

【制法用法】 将上药加清水 2 000 毫升,煎至 1 500 毫升时取药液倒入盆中,先熏蒸,待药液温度 40℃左右时泡洗双脚,每次 30 分钟,每日 2 次,5 日为 1 个疗程。

【功效主治】 舒筋通络,祛瘀止痛,滑利关节。适用于肩周炎。

足部按摩疗法

【有效反射区】 肩、颈项、斜方肌、肩胛骨、手臂反射区(图 5-3)。

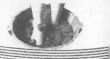

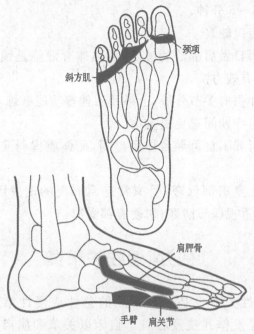

图 5-3　肩周炎足部反射区

【按摩手法】

（1）点按肩、手臂、斜方肌反射区各 100 次，力度以产生酸胀感为宜。

（2）在肩反射区找压痛点，并进行着重点按。

（3）按揉颈项反射区 50～100 次，力度适中，以出现酸胀感为宜。

（3）推压肩胛骨反射区 50～100 次，力度以胀痛为宜。

（4）搓揉足拇趾、第四趾及小趾各 5 分钟。

（5）左右旋转足踝，用手抓住脚掌，使足踝呈车轮状旋转,每次 4～6 分钟。

【生活保健】

(1)每日做肩部活动锻炼,加强体育锻炼是预防和治疗肩周炎的有效方法。

(2)加强肩关节外展、上举及后伸等功能锻炼。

(3)治疗期间避免提重物。

(4)营养不良可导致体质虚弱,而体质虚弱又常导致肩周炎。

(5)注意肩部保暖,受凉常是肩周炎的诱发因素,中老年人更应重视保暖防寒,勿使肩部受凉。

(四)风湿性关节炎

风湿性关节炎是一种常见的急性或慢性结缔组织炎症,可反复发作并殃及心脏。临床以关节和肌肉游走性酸楚、重着、疼痛为特征。中医学称本病为"三痹",根据感邪不同及主要临床表现,有"行痹""痛痹""着痹"的区别,其病机主要为风寒湿邪三气杂至,导致气血运行不畅,经络阻滞。

【临床表现】 主要症状为双膝关节和双肘关节疼痛、酸麻、沉重、活动障碍。局部有灼热感,或自觉灼热而触摸并不热。日久可关节变形,终致手不能抬,足不能行,生活不能处理。严重者可殃及心脏。

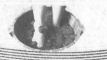

足浴疗法

1. 半夏乳香散

【药物组成】 半夏、当归、没药各 20 克,乳香 18 克,红花 30 克,制川乌、制草乌各 15 克。

【制法用法】 将上药加清水适量,煎煮 30 分钟,去渣取汁,与 2 000 毫升沸水一起倒入盆中,先熏蒸患处,待温度适宜时泡洗双脚,每日早、晚各 1 次,每次熏泡 40 分钟,10 日为 1 个疗程。

【功效主治】 驱风湿,止痹痛。适用于急性风湿性关节炎。

2. 双乌南星方

【药物组成】 生川乌、生草乌、生南星、生半夏、炮穿山甲各 15 克,全蝎 4 克,冰片 1.5 克。

【制法用法】 将上药(除冰片外)加清水适量,煎煮 30 分钟,去渣取汁,加入冰片,与沸水 2 000 毫升一起倒入盆中,先熏蒸,待温度适宜时泡洗双脚,每日早、晚各 1 次,每次熏泡 40 分钟,10 日为 1 个疗程。

【功效主治】 适用于风湿性关节炎。

3. 姜葱花椒方

【药物组成】 生姜、花椒各 60 克,葱 500 克。

【制法用法】 将上药加清水 2 000 毫升,煎至 1 500 毫升时,滤出药液,倒入脚盆中,先熏蒸患处,使患处出汗为

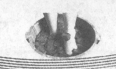

度,待温度适宜时泡洗双脚,每晚临睡前泡洗 1 次,每次 40 分钟,20 日为 1 个疗程。

【功效主治】 驱寒气,助阳气。适用于风湿性腰腿痛。

4. 伸筋草秦艽方

【药物组成】 伸筋草、秦艽、桑树根各 30 克。

【制法用法】 上药加清水 2 000 毫升,煎沸 10 分钟后,将药液倒入脚盆内,先熏蒸患处,待温浸泡双脚 30 分钟,每日 1 次,10 次为 1 个疗程。

【功效主治】 舒筋活血止痛。适用于风湿性关节炎。

5. 五桑四藤防己方

【药物组成】 桑枝 12 克,桑椹 12 克,桑寄生 12 克,桑白皮 9 克,桑叶 9 克,钩藤 9 克,鸡血藤 9 克,忍冬藤 12 克,天仙藤 6 克,防己 6 克。

【制法用法】 将上药加清水适量,浸泡 20 分钟,煎数沸,将药液与 1 500 毫升沸水同入脚盆中,趁热熏蒸患处,待温度适宜时泡洗双脚,每日 2 次,每次 40 分钟,15 日为 1 个疗程。

【功效主治】 调和气血,祛风除湿,止痹痛。适用于风湿性关节炎,症见四肢关节疼痛或麻木、面色少华、舌淡、苔白滑、脉迟或弦。

6. 四枝方

【药物组成】 椿树枝、柳树枝、桑树枝、榆树枝各 100 克。

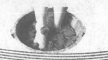

【制法用法】　将上药加清水 2 000 毫升,煎至 1 500 毫升时,滤出药液,倒入脚盆中,先熏蒸,待温度适宜时泡洗双脚,每晚临睡前泡洗 1 次,每次 40 分钟,20 日为 1 个疗程。

【功效主治】　驱瘴毒,疏风气,滋血脉。适用于风湿性关节炎引起的关节痛。

7. 五枝方

【药物组成】　鲜桃树枝、鲜柳枝、鲜槐树枝、鲜桑枝各 50 克,透骨草 30 克。

【制法用法】　将上药加清水适量,煎煮 30 分钟,去渣取汁,与 2 000 毫升沸水一起倒入盆中,先熏蒸患处,待温度适宜时泡洗双脚,每日 1 次,每次熏泡 40 分钟,10 日为 1 个疗程。

【功效主治】　适用于风湿性腰腿痛。

8. 松甘灵仙方

【药物组成】　松针、甘草各 75 克,威灵仙 50 克。

【制法用法】　将上药加清水适量,煎煮 30 分钟,去渣取汁,与 2 000 毫升沸水一起倒入盆中,先熏蒸,待温度适宜时泡洗双脚,每日 1 次,每次熏泡 40 分钟,20 日为 1 个疗程。

【功效主治】　祛风止痛,散寒除湿。适用于下肢冷痛不能行走者。

足部按摩疗法

【有效反射区】　膝关节、肩关节、肘关节、肩胛骨、髋关节、上身淋巴结、肾上腺、膀胱、肝、胆囊反射区(图 5-4)。

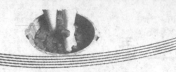
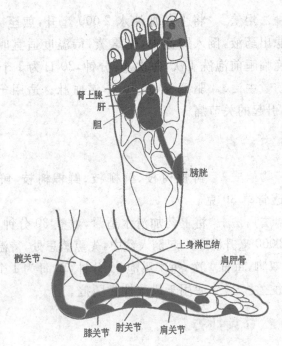

肾上腺
肝
胆
膀胱
上身淋巴结
肩胛骨
髋关节
膝关节　肘关节　肩关节

图 5-4　风湿性关节炎足部反射区

【按摩手法】

(1)食指扣拳,在膝关节、肘关节、肩关节、膀胱,肾上腺、肝、胆囊反射区各按揉 50～100 次,力度稍重,以疼痛为宜。

(2)在肩胛骨、髋关节反射区各捏揉 30～50 次,力度适中。

(3)在上身淋巴结反射区点按 50～70 次,力度稍轻。

【生活保健】

(1)平时生活起居安定,合理安排饮食时间,注意饮食卫生。

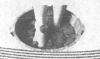

（2）不宜吃寒性食物。

（3）注意保暖，以防受寒。

（4）保持平稳的心态，坚持身体锻炼，以防止肌肉萎缩及关节畸形。

（五）腰　痛

腰痛是指腰骶部肌肉、筋膜等软组织慢性损伤性疼痛，是以腰部一侧或两侧疼痛为主要症状的一种病症。腰痛多由急性腰扭伤后失治、误治；或由于劳动中长期维持某种不平衡体位，如长期从事弯腰工作；或由于习惯性姿势不良等引起。

中医学认为，腰痛多由肾阳不足、寒凝带脉，或肝经湿热侵及带脉，经行之际阳虚气弱，以致带脉气结不通而出现疼痛；以致带脉壅滞，湿热滞留而疼痛。

【临床表现】　腰痛多为隐痛，时轻时重，经常反复发作，休息后减轻，病情往往与天气有关，常在阴雨寒冷季节加重。腰部活动可无明显限制，病变部位多有压痛点，并可见肌肉痉挛等。

足浴疗法

1. 独活牛膝方

【药物组成】　独活、牛膝各 50 克，防风 30 克，人参 20克，细辛 20 克。

【制法用法】　将上药加清水 2 000 毫升浸泡后煎煮，煎

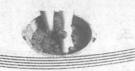

至 1 500 毫升时,滤出药液,倒入脚盆中,先用毛巾蘸药液热熨腰痛部位,待温度适宜时泡洗双脚,每日 2 次,每次 40 分钟,15 日为 1 个疗程。

【功效主治】 补肾健胃,祛湿止痛。适用于慢性腰痛、坐骨神经痛。

2. 白芍红花方

【药物组成】 白芍 50 克,红花 30 克,桂枝、独活、威灵仙各 20 克,杜仲、甘草各 15 克。

【制法用法】 将上药加清水适量,煎煮 30 分钟,去渣取汁,与 2 000 毫升沸水一起倒入盆中,先用毛巾蘸药液热熨腰痛部位,待温度适宜时泡洗双脚,每日早、晚各 1 次,每次熏泡 40 分钟,10 日为 1 个疗程。

【功效主治】 祛风止痛,活血化瘀,滋肾利水。适用于慢性腰腿痛。

足部按摩疗法

【有效反射区】 肾,肾上腺,输尿管,膀胱,内尾骨、骶椎、尾椎,腰椎,胸椎,颈椎等反射区(图 5-5)。

【按摩手法】

(1)骶骨、腰椎、胸椎、颈椎、内尾骨反射区各按揉 100 次,力度适中,不宜过重,特别是腰椎、胸椎反射区。

(2)按揉肾、肾上腺、膀胱反射区各 30～50 次,力度适中,以胀痛为宜。

(3)刮压输尿管反射区 50～100 次。

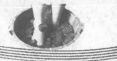

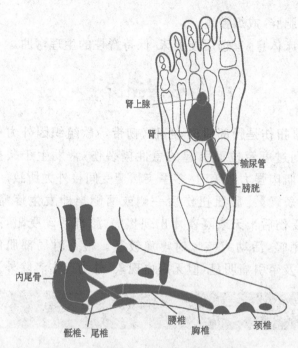

图 5-5　腰痛足部反射区

【生活保健】

（1）日常注意纠正不良劳动姿势，防止腰腿受凉、过度劳累。

（2）加强腰肌锻炼，如仰卧挺腹、俯卧鱼跃等运动。进行足部按摩的同时可配合局部热敷。

（3）阴雨天注意腰部的保暖，避免腰背部冷风直吹。

（4）不要搬挪沉重的物品，提重物时不要弯腰，应该先蹲下拿到重物，然后慢慢起身，尽量做到不弯腰。

（5）饮食均衡，蛋白质、维生素含量宜高，脂肪、胆固醇

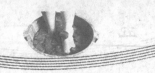

宜低,防止肥胖,戒烟控酒。

(6)卧床休息,宜选用硬板床,保持脊柱的生理弯曲。

(六)急性腰扭伤

急性腰扭伤是腰部肌肉、筋膜、韧带等软组织因外力作用突然受到过度牵拉而引起的急性撕裂伤,常发生于搬抬重物、腰部肌肉强力收缩时,多系突然遭受间接外力所致。

【临床表现】 腰肌扭伤后一侧或两侧当即发生疼痛,有时可在受伤后半天或隔夜才出现疼痛,腰部活动受阻,静止时疼痛稍轻,活动或咳嗽时疼痛较甚。检查时局部肌肉紧张、压痛及牵引痛明显,但无瘀血现象(外力撞击者除外)。

足浴疗法

1. 红花杜仲方

【药物组成】 红花 9 克,桃仁 9 克,羌活 9 克,赤芍 9 克,炒杜仲 15 克,川续断 9 克,木瓜 9 克,小茴香 9 克,补骨脂 9 克。

【制法用法】 上药加清水适量煎煮药液浴足。

【功效主治】 补肾壮腰,理气止痛。适用于急性腰扭伤。

2. 钩藤当归丹参方

【药物组成】 钩藤 20 克,钩藤根 15 克,当归尾 15 克,紫丹参 20 克,制乳香、制没药各 6～10 克,延胡索 12 克,白

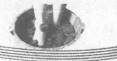

芍 35 克,炙甘草 20 克,伸筋草 15 克,生麻黄 3 克,熟地黄 18 克,红花 3 克,川续断 12 克,香附 10 克。

【制法用法】　上药加清水适量煎煮药液浴足。

【功效主治】　行气活血,舒筋解痉。适用于急性腰扭伤。

3. 桃仁桂枝方

【药物组成】　桃仁 30 克,桂枝 30 克,生大黄 30 克,芒硝 30 克,白芍 30 克,炮穿山甲 10 克,甘草 30 克。

【制法用法】　上药加清水适量煎煮药液浴足。

【功效主治】　温经散寒,活血祛瘀。适用于急性腰扭伤。

4. 红花大黄芒硝方

【药物组成】　红花 100 克,大黄 100 克,芒硝 100 克。

【制法用法】　上药加清水适量煎煮药液浴足。

【功效主治】　清热解毒,行气活血,消肿止痛。适用于急性腰扭伤。

足部按摩疗法

【有效反射区】　腰椎、肾、输尿管、膀胱反射区(图 5-6)。

【按摩手法】

(1)按压肾、输尿管、膀胱反射区 3~4 次。

(2)双足分别向内、向外旋转 60 圈,交替进行。

(3)再次按压肾、输尿管、膀胱反射区,3~4 次。

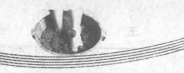

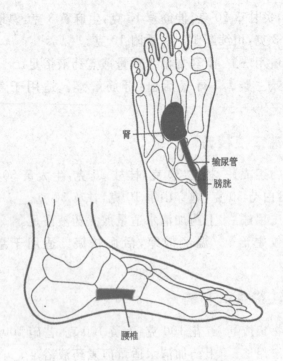

肾

输尿管

膀胱

腰椎

图 5-6　急性腰扭伤足部反射区

【生活保健】

(1)尽量避免弯腰性强迫姿势工作时间过长。掌握正确的劳动姿势,站稳后再迈步,搬、提重物时,应取半蹲位,使物体尽量贴近身体。

(2)加强劳动保护,在做扛、抬、搬、提等重体力劳动时,应使用护腰带,以协助稳定腰部脊柱,增强腹压,增强肌肉承受力。

(3)在寒冷潮湿环境中工作后,应洗热水澡以祛除寒湿,消除疲劳。

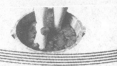

(4)损伤早期应减少腰部活动,宜选硬板床休息,以利损伤组织的修复。

(5)注意局部保暖,病情缓解后,逐步加强腰背肌肉锻炼。

(七)腰肌劳损

腰肌劳损是一种常见的腰部疾病,是指腰部一侧或两侧或正中等处发生疼痛之症,既是多种疾病的一个症状,又可作为独立的疾病,在临床上较为多见。

中医学认为,腰肌劳损系因感受寒湿、湿热、气滞血瘀、肾亏体虚或跌仆外伤所致。其病理变化常表现出以肾虚为本,感受外邪,跌仆闪挫为标的特点。临证首先宜分辨表里虚实寒热,分别施治。

【临床表现】 长期反复发作的腰背部疼痛,呈钝性胀痛或酸痛不适,时轻时重,迁延难愈。休息、适当活动或经常改变姿势可使症状减轻。劳累、阴雨天气、受风寒湿影响则症状加重。腰部活动基本正常,一般无明显障碍,但有时有牵掣不适感,不耐久坐久站,不能胜任弯腰工作,弯腰稍久便直腰困难,常喜双手捶击,以减轻疼痛。急性发作时诸症明显加重,可有明显的肌痉挛,甚至出现腰脊柱侧弯,下肢牵掣作痛等症状。

足浴疗法

1. 地龙苏木方

【药物组成】 地龙9克,苏木9克,桃仁9克,土鳖虫9

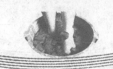

克,麻黄 3 克,黄柏 3 克,延胡索 10 克,制乳香、制没药各 10克,当归 12 克,川续断 12 克,乌药 12 克,甘草 6 克。

【制法用法】 上药加清水适量煎煮药液浴足。

【功效主治】 活血通络,滋补肝肾。适用于腰肌劳损。

2. 独活秦艽方

【药物组成】 独活 15 克,秦艽 15 克,细辛 5 克,威灵仙20 克,党参 15 克,当归 12 克,桑寄生 20 克,白术 15 克,桂枝10 克,茯苓 12 克,熟地黄 15 克,防风 15 克,牛膝 20 克,甘草3 克,黄芪 50 克,党参 30 克,干姜 15 克,苍术 20 克,制川乌15 克,制草乌 15 克。

【制法用法】 上药加清水适量煎煮药液浴足。

【功效主治】 祛风胜湿,通痹止痛。适用于腰肌劳损。

3. 桃仁延胡索方

【药物组成】 桃仁 10 克,红花 10 克,当归 15 克,延胡索 20 克,赤芍 15 克,生地黄 20 克,川芎 10 克,制乳香、制没药各 10 克,杜仲 20 克,三七(研末冲服)10 克,香附 12 克,全蝎 12 克,蜈蚣 3 条,五加皮 25 克。

【制法用法】 上药加清水适量煎煮药液浴足。

【功效主治】 活血化瘀,软坚散结。适用于腰肌劳损。

4. 香附青皮方

【药物组成】 香附 20 克,青皮 15 克,当归 15 克,延胡索 20 克,郁金 12 克,赤芍 15 克,白芍 15 克,制乳香 10 克,制没药 10 克,降香 6 克,大黄 15 克,枳壳 12 克,土鳖虫 15

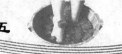

克,穿山甲 6 克,徐长卿 30 克。

　　【制法用法】　上药加清水适量煎煮药液浴足。

　　【功效主治】　理气解郁,止痛调经。

足部按摩疗法

　　【有效反射区】　　肾,肾上腺,腹腔神经丛,输尿管,膀胱,阴茎、阴道、尿道内、外侧坐骨神经,腰椎,骶椎,上身、下身淋巴结,内、外尾骨反射区(图 5-7)。

　　【按摩手法】

　　(1)点按肾、肾上腺反射区各 2 分钟。

　　(2)点刮腹腔神经丛,并从足趾向足跟推按输尿管反射区各 2 分钟。

　　(3)点按膀胱反射区,拇指推掌法推阴茎、阴道、尿道反射区各 2 分钟。

　　(4)由下向上推内、外侧坐骨神经反射区各 2 分钟。

　　(5)由前向后推腰椎,骶椎、尾椎反射区各 2 分钟。

　　(6)推按上、下身淋巴结反射区各 1 分钟。

　　(7)分别刮动内、外尾骨反射区各 1 分钟。

　　(8)每日按摩 2 次。取双足,可由他人按摩,也可自己按摩,10 日为 1 个疗程。

　　【生活保健】

　　(1)在日常生活和工作中,注意姿势正确,尽可能经常变换体位,勿过度疲劳,积极治疗原发病。

　　(2)加强腰背部肌肉锻炼,如仰卧位拱桥式锻炼,俯卧位飞燕式锻炼,早、晚各 1 次,每次各 20~30 下。

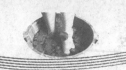

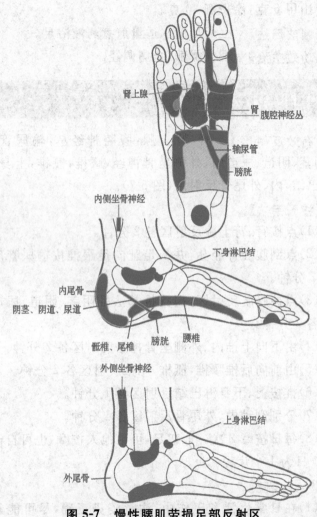

肾上腺

肾 腹腔神经丛

输尿管

膀胱

内侧坐骨神经

下身淋巴结

内尾骨

阴茎、阴道、尿道

骶椎、尾椎 膀胱 腰椎

外侧坐骨神经

上身淋巴结

外尾骨

图 5-7　慢性腰肌劳损足部反射区

（3）宜睡硬板床，并注意局部保暖，不受寒冷的侵袭。

（4）节制房事。

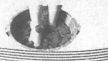
（八）坐骨神经痛

坐骨神经是全身最大的神经，其支配运动和感觉的区域非常广泛。坐骨神经痛是指坐骨神经病变，沿坐骨神经通路即腰、臀部、大腿后、小腿后外侧和足外侧发生的疼痛症状群。坐骨神经痛多为慢性，病程缠绵，根治时间较长。

坐骨神经痛属中医学"痹证"范畴，此病多因风寒湿邪侵袭、阻滞经络所致，或为腰椎间盘突出，坐骨神经附近各组织的病变引起。治疗越早，疗效越好，疗程越短。

【临床表现】 典型的疼痛是由臀部开始，沿股后侧、腘窝、小腿后外侧面而放射至足背，呈烧灼样或刀割样痛。疼痛呈持续性，常间歇的加剧，夜间更重，翻身、弯腰、蹲坐、行走均感到困难。咳嗽、打喷嚏、用力排便等增加腹压情况下疼痛加剧者，常是根性坐骨神经痛的特点；病程较长者，可导致下肢肌肉萎缩等。

足浴疗法

1. 徐长卿木瓜方

【药物组成】 徐长卿 40 克，木瓜 30 克，赤芍 15 克，细辛 5 克。

【制法用法】 将上药同入锅中，加水适量，煎煮 30 分钟，去渣取汁，倒入泡足桶中，先熏蒸，后泡足，每次 30 分钟，每晚 1 次，15 日为 1 个疗程。

【功效主治】 行气通络，散寒活血。适用于坐骨神经痛。

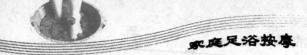

2. 威灵仙五加皮方

【药物组成】 威灵仙 40 克,五加皮、海桐皮各 30 克,松节 50 克,白酒 50 毫升。

【制法用法】 将前 4 味药同入锅中,加水适量,煎煮 30 分钟,去渣取汁,与 3 000 毫升沸水及白酒同入泡足桶中,先熏蒸,后泡足,每晚 1 次,每次 30 分钟,5 日为 1 个疗程。

【功效主治】 活血通络,行气止痛。适用于坐骨神经痛。

3. 独活狗脊方

【药物组成】 独活、川续断各 20 克,狗脊 15 克,当归尾 10 克,苏木 30 克,细辛 5 克。

【制法用法】 将上药同入锅中,加水适量,煎煮 30 分钟,去渣取汁,倒入泡足桶中,先熏蒸,后泡足,每次 30 分钟,每晚 1 次,15 日为 1 个疗程。

【功效主治】 散寒通络,补肾活血。适用于坐骨神经痛。

4. 水蓼川芎方

【药物组成】 鲜水蓼 300 克,川芎 20 克,川牛膝 15 克。
【制法用法】 将上药同入锅中,加水适量,煎煮 30 分钟,去渣取汁,倒入泡足桶中,先熏蒸,后泡足,每次 30 分钟,每晚 1 次,5 日为 1 个疗程。

【功效主治】 祛湿通络,活血止痛。适用于坐骨神经痛。

5. 川乌寻骨风方

【药物组成】 伸筋草 60 克,制川乌 30 克,寻骨风 50

克,白酒 50 毫升。

【制法用法】 将前 3 味药同入锅中,加水适量,煎煮30 分钟,去渣取汁,与 3 000 毫升沸水及白酒同入泡足桶中,先熏蒸,后泡足,每晚 1 次,每次 30 分钟,5 日为 1 个疗程。

【功效主治】 活血通络,行气止痛。适用于坐骨神经痛。

6. 乌梢蛇乳没方

【药物组成】 乌梢蛇、络石藤各 30 克,制乳香、制没药各 15 克,川牛膝 20 克。

【制法用法】 将上药同入锅中,加水适量,煎煮 30 分钟,去渣取汁,倒入泡足桶中,先熏蒸,后泡足,每次 30 分钟,每晚 1 次,15 日为 1 个疗程。

【功效主治】 搜风通络,活血止痛。适用于坐骨神经痛。

足部按摩疗法

【有效反射区】 内、外侧坐骨神经,下腹部,内尾骨,膝关节,颈椎,胸椎,腰椎,骶椎,肾,肾上腺,膀胱,肺及支气管,输尿管反射区(图 5-8)。

【按摩手法】

(1)点按肾上腺、肾、膀胱反射区各 50～100 次,力度适中。

(2)拇指推压内、外侧坐骨神经、肺及支气管、输尿管反射区各 100 次,力度以有胀痛感为度。

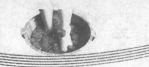
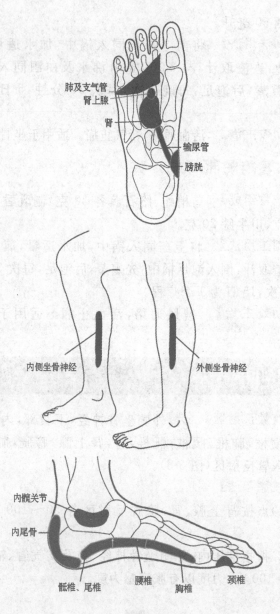

肺及支气管
肾上腺
肾
输尿管
膀胱

内侧坐骨神经　　　　　外侧坐骨神经

内髋关节
内尾骨

骶椎、尾椎　　腰椎　　胸椎　　颈椎

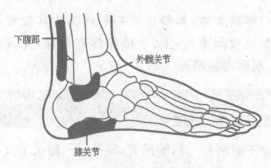

下腹部

外髋关节

膝关节

图 5-8　坐骨神经痛足部反射区

（3）下腹部、内尾骨、膝关节、颈椎、胸椎、腰椎、骶椎反射区各揉按 30～50 次,力度稍轻。

【生活保健】

（1）注意保暖,防止风寒湿邪侵袭。风寒湿邪能够使气血受阻,经络不通。

（2）防止细菌及病毒感染。细菌或病毒感染既能致发本病,又能加重本病。

（3）饮食有节,起居有常,戒烟限酒,增强体质;积极治疗原发病,病情好转后要配合适当的功能锻炼。

（九）膝关节痛

膝关节为人体构造最复杂,损伤机会也较多的关节。膝关节的活动既负重又频繁,日久膝盖的关节部位会出现酸疼的疾病。其发病缓慢,多见于中老年肥胖女性,往往有劳累史。

【临床表现】　主要临床表现是膝关节酸痛和活动不灵

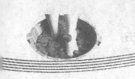

活,活动时疼痛加重,其特点是初起疼痛为阵发性,后为持续性,劳累及夜间更甚,上、下楼梯疼痛明显,尤其是下楼,严重者出现膝内翻畸形。

足部按摩疗法

【有效反射区】 肾、输尿管、膀胱、肝、膝关节反射区(图5-9)。

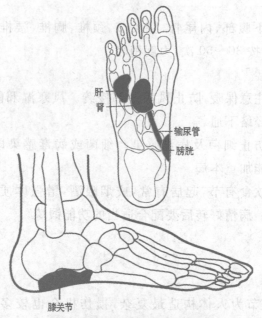

图 5-9 膝关节痛足部反射区

【按摩手法】

(1)按压肾、输尿管、膀胱反射区 3~4 次。

(2)按压肝、膝关节反射区各 3～5 分钟。

【生活保健】

(1)膝关节注意保暖,避免受到风、湿、寒的侵袭。

(2)膝关节不可过于劳累或负荷过重。

(3)膝关节肿胀、疼痛加重时应休息,避免深蹲、负重、上下楼梯等活动。

(十)足 跟 痛

足跟痛又称"脚跟痛",是由于足跟的骨质、关节、滑囊、筋膜等处病变引起的疾病,是中老年人的一个常见症状。

中医学认为,足跟痛多因年老体弱,肾精亏虚,或风寒湿热之邪外侵,致使经脉之气痹阻而致疼痛。除中老年人外,妇女产后或人流后也易发本病。

【临床表现】 足跟痛起病缓慢,多表现为单侧或双侧足跟或脚底部酸胀或针刺样痛,不红不肿,行走不便,疼痛在早上起床后站立时较重,行走片刻后疼痛减轻,但行走久疼痛又加重,可伴足底胀麻感或紧张感,得热则舒,遇冷加重。

足浴疗法

1. 跟疼足浴方

【药物组成】 乳香 5 克,红花 10 克,没药、大黄、威灵仙、川芎各 15 克,豨莶草、鸡血藤、伸筋草各 30 克。

【制法用法】 上药加水适量,煎取药液浴足,早、晚各 1

次,每次 1 小时,每剂可用 3 日。

【功效主治】 活血止痛,化瘀通络。适用于足跟痛。

2. 当归木瓜方

【药物组成】 当归、木瓜、皂荚、血余(人发)各等量。

【制法用法】 上药加水适量,煎取药液,浴足 20～30 分钟,拭干后搓双足心 200～300 次,以热为度,每日 1 次,早、晚各用手搓足跟部。

【功效主治】 活血通络。适用于足跟痛。

3. 二骨方

【药物组成】 寻骨风、透骨草、白毛藤各 30 克,独活 15 克,乳香、没药、血竭各 10 克,老鹳草、黄蒿各 20 克。

【制法用法】 上药加水适量,煎取药液,趁热浴足,每次 20～30 分钟,每日 2 次,每日 1 剂,7 日为 1 个疗程,连续 1～2 个疗程。

【功效主治】 活血祛风通络。适用于足跟痛。

4. 当归灵仙方

【药物组成】 当归、威灵仙各 30 克,川芎、乳香、没药、栀子各 15 克。

【制法用法】 上药加水适量,煎取药液浴足,每日 2 次,每日 1 剂,7 日为 1 个疗程,连续 1～2 个疗程。

【功效主治】 散寒止痛。适用于足跟痛。

5. 艾叶乌梅方

【药物组成】 艾叶 60 克,乌梅 15 克。

【制法用法】　上药加水适量,煎取药液,趁热浴足,每次 20～30 分钟,每日 2 次,每日 1 剂,7 日为 1 个疗程,连续 1～2 个疗程。

【功效主治】　活血止痛。适用于足跟痛。

6. 夏枯草米醋方

【药物组成】　夏枯草 50 克。

【制法用法】　将夏枯草放入米醋 100 毫升中浸泡 2～4 小时,然后煮沸 15 分钟,先熏后洗患处 20 分钟,每日 1～3 次,每剂可用 2 日,少则 3～4 剂,多则 7～8 剂,疼痛即可缓解或消失。

【功效主治】　清热散结,通络止痛。适用于足跟痛。

7. 灵仙米醋方

【药物组成】　威灵仙 60 克,乌梅、石菖蒲各 30 克,艾叶、羌活、独活、土大黄各 20 克,红花 15 克。

【制法用法】　将上药置米醋 500 毫升中浸泡片刻,再加水 2 500 毫升煎煮,沸后盛于小盆中,以布盖脚上熏至水不烫时,再浸泡足跟,拭干后以右手拇指用力按摩患处 1 分钟左右,每日 1 次,1 剂方药可反复煎煮 8 次。

【功效主治】　祛风通络,软坚散结。适用于足跟痛。

8. 黄豆根方

【药物组成】　黄豆根 500 克或茄子根 500 克。

【制法用法】　上药加水适量,煎取药液浸足 15～20 分钟,每日数次,每日 1 剂。

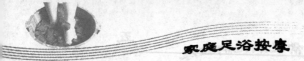

【功效主治】 祛风通络。适用于足跟痛。

9. 米醋足浴方

【药物组成】 米醋1000毫升。

【制法用法】 将米醋加热,每日浸脚数次,每次1小时,2日1剂,连续30～60日。

【功效主治】 软坚散结,活血化瘀。适用于足跟痛。

10. 花龙熏洗方

【药物组成】 红花、地龙各30克,防己40克,独活、透骨草、牛膝、当归、防风、赤芍各20克,大黄、栀子各15克。

【制法用法】 上药加水2500毫升,煮沸10分钟后,加米醋25毫升于药液中,先熏患处,待温时浴足,每次30分钟,每日2次,2日1剂,连续1～3周。

【功效主治】 活血化瘀,除湿散寒。适用于足跟痛。

11. 蒺藜醋煎

【药物组成】 白蒺藜、透骨草各50克,白菊花30克。

【制法用法】 上药加水2000毫升,先浸泡半小时,待煎至1500毫升时加米醋500毫升,再煎10分钟即可。待温时浴足,每日2次,每次20分钟,2日1剂。

【功效主治】 软坚通络,化刺止痛。适用于跟骨骨刺。

12. 熟地肉桂方

【药物组成】 熟地黄25克,肉桂3克,牛膝、木瓜、杜仲、枸杞子、当归各10克,防风、炙甘草各6克。

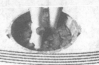

【制法用法】　上药加水适量,煎取药汁,趁热浴足,每次 20～30 分钟,每日 2 次,每日 1 剂,7 日为 1 个疗程,连续 1～2 个疗程。

【功效主治】　补肾壮骨。适用于足跟痛。

13. 皂刺醋溶方

【药物组成】　皂角刺 80 克。

【制法用法】　上药与陈醋 1 000 毫升共置盆中,煎沸后,熏洗足跟部,待药液变温,再泡患处 20 分钟,每日 2 次,每剂用 2 日,15 日为 1 个疗程,连续 1～2 疗程。

【功效主治】　软坚散结,活血止痛。适用于足跟痛。

14. 跟骨痛症熏洗方

【药物组成】　木瓜、透骨草、海桐皮、鸡血藤、威灵仙各 20 克,川续断 15 克,麻黄、桂枝、当归尾、木鳖子、乳香、没药、伸筋草各 12 克,红花 10 克。

【制法用法】　上药以水大半盆浸泡约 20 分钟后微火加热至沸,先用毛巾热敷,待药液凉至患者能耐受时浴足,每次 40 分钟,早、晚各 1 次,1 剂可用 3 日。洗毕嘱患者自行按摩局部 15 分钟左右。

【功效主治】　祛风通络,活血化瘀,散寒止痛。适用于足跟痛。

足部按摩疗法

【有效反射区】　肾、甲状旁腺、肝、脾反射区(图 5-10)。

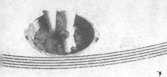

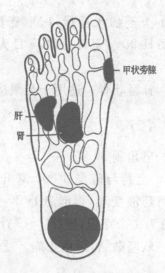

图 5-10 足跟痛足部反射区

【按摩手法】

(1)按揉肝、脾、肾、甲状旁腺反射区各 30~50 次,力度稍重。

(2)单食指叩拳法按揉足跟部 100 次。

【生活保健】

(1)注意足跟保暖,避免过度疲劳,患病期间减少步行。

(2)选择鞋底柔软舒适的鞋子,在足跟部应用厚的软垫保护,以减轻局部摩擦损伤。

(3)温水泡脚,可以减轻局部炎症,缓解疼痛。

六、妇产科常见病泡脚按摩

（一）妊娠呕吐

妊娠呕吐，中医又称妊娠恶阻。一般在怀孕 12 周左右会出现恶心、呕吐、头晕、厌食，甚至进食即吐。足部按摩疗法对此症见效甚快。

【临床表现】　怀孕初期，食欲不振，有轻度恶心、呕吐等现象，不影响饮食和工作，则属于正常生理反应，到妊娠第三个月能自行消失，故无须治疗。但有些孕妇呈持续性或剧烈呕吐，甚至不能进食，全身乏力，明显消瘦，小便少，皮肤黏膜干燥，眼球凹陷等，必须及时治疗，以免影响母体健康和胎儿发育。

足治疗法

米酒姜汁方

【药物组成】　米酒 500 毫升，食盐 10 克，带皮榨出的姜汁 100 毫升，热水适量。

【制法用法】　将这些材料混合在一起，放入洗脚盆，加

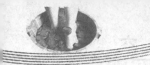

适量温水(脚感觉温暖,夏天可稍凉)搅拌,将双脚浸入到混合水中,持续泡 10 分钟后,每隔 5 分钟抬脚 1 次,加入一些温水后,再把脚放进混合液中继续泡,泡 30 分钟左右即可。

【功效主治】 可以打通全身气血,帮助孕妇消除胀气。适用于妊娠呕吐。

足部按摩疗法

【有效反射区】 肾、肾上腺、输尿管、膀胱、颈项、甲状腺、胃、肝、生殖腺反射区(图 6-1)。

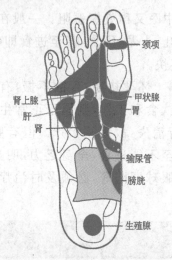

图 6-1 妊娠呕吐足部反射区

【按摩手法】

(1)依次点按肾、肾上腺、膀胱、颈项、胃、肝反射区各50～100 次,力度以胀痛为宜。

(2)推按输尿管、甲状腺反射区各 50 次。

(3)按揉生殖腺反射区 50 次。

【生活保健】

(1)患者要注意乳房卫生,保持心情舒畅,加强营养。

(2)保证充足的休息与睡眠,避免精神刺激。

(3)精神放松,保持平稳的心态,劳逸结合,适当进行体育锻炼。

(二)痛　经

痛经是指行经过程中及月经前后出现下腹部疼痛或其他不适,以致影响生活和工作,是妇科常见病。痛经又分为原发性痛经和继发性痛经。原发性痛经指生殖器官无明显器质性病变的月经疼痛,又称功能性痛经,常发生在月经初潮或初潮后不久,多见于未婚或未孕妇女,往往经生育后痛经缓解或消失;继发性痛经指生殖器官有器质性病变如子宫内膜异位症、盆腔炎和子宫黏膜下肌瘤等引起的月经疼痛。

中医学认为,"不通则痛",痛经多因气滞血瘀、寒湿凝滞、气血虚损或情志不舒,肝郁气滞而发生。

【临床表现】　痛经的症状一般在月经前开始有痛感,逐渐加剧,历时数小时或两三天不等,疼痛多为下腹部阵发性或持续性疼痛,有时放射至阴道及腰骶部。严重时可出现全腹疼痛,面色苍白,手足冰凉;还常伴有消化系统症状,如恶心呕吐、腹泻等,还可伴头痛、冷汗、虚脱等。

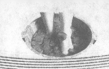

足浴疗法

1. 肉桂延胡方

【药物组成】 肉桂 3 克，三棱、莪术、红花、当归、丹参、五灵脂、延胡索各 10 克，木香 6 克。

【制法用法】 将前 2 味药加清水适量，煎煮 30 分钟，去渣取汁，与沸水 2 000 毫升一起倒入盆中，先熏蒸，待温度适宜时泡洗双脚，每日早、晚各 1 次，每次熏泡 40 分钟，月经前 1 周开始泡脚，10 日为 1 个疗程。

【功效主治】 温经化瘀，理气止痛。适用于原发性痛经。

2. 荔枝核香附方

【药物组成】 荔枝核、香附各 30 克，黄酒 50 毫升。

【制法用法】 将上药加清水适量，煎煮 30 分钟，去渣取汁，与沸水 2 000 毫升一起倒入盆中，调入黄酒先熏蒸，待温度适宜时泡洗双脚，每日 1 次，每次熏泡 40 分钟，于月经前 10 日开始泡脚至行经止。

【功效主治】 行气通经。适用于以气滞为主的实证痛经。

3. 莪术三棱方

【药物组成】 莪术、三棱各 60 克，五灵脂 40 克，桂枝、川芎各 25 克。

【制法用法】 将上药加清水适量，浸泡 20 分钟，煎数沸,将药液与沸水1 500毫升同入脚盆中,趁热熏蒸,待温度适宜时泡洗双脚,每日2次,每次40分钟,于行经前1周开始泡脚,至月经干净止。

【功效主治】　活血化瘀,行气止痛。适用于痛经并有腹部胀痛,经色紫暗夹血块者。

4. 丹参·小茴香

【药物组成】　丹参60克,小茴香15克,艾叶30克,桃仁20克。

【制法用法】　将以上药物同入锅中,加水适量,煎煮30分钟,去渣取汁,倒入泡足器中,先熏蒸后泡足30分钟,每晚1次,于经前10日开始泡足,直至月经结束。

【功效主治】　温经散寒,活血止痛。适用于痛经伴有小腹疼痛,经色黯黑夹血块,畏寒肢冷者。

5. 艾叶香附方

【药物组成】　艾叶20克,香附10克,益母草20克,延胡索15克,当归15克,赤芍15克,小茴香15克,红花10克。

【制法用法】　将上药加清水2 000毫升,煎至1 500毫升时,滤出药液,倒入脚盆中,先熏蒸,待温度适宜时泡洗双脚,每晚临睡前泡洗1次,每次40分钟,于经前10日开始,月经干净止。

【功效主治】　祛寒通经,理气活血。适用于痛经。

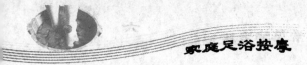

6. 丹参艾叶方

【药物组成】 丹参 50 克,艾叶 30 克,桃仁、小茴香各 20 克。

【制法用法】 将上药加清水适量,煎煮 30 分钟,去渣取汁,与沸水 2 000 毫升一起倒入盆中,先熏蒸,待温度适宜时泡洗双脚,每日 1 次,每次熏泡 40 分钟,于经前 10 日开始,14 日为 1 个疗程。

【功效主治】 温经散寒,活血止痛。适用于痛经伴有小腹疼痛,经色黯黑夹血块,畏寒肢冷者。

7. 当归川芎方

【药物组成】 当归 10 克,川芎 10 克,赤芍 10 克,白术 12 克,紫石英 20 克,胡芦巴 6 克,五灵脂 12 克,川楝子 10 克,延胡索 10 克,制香附 12 克,小茴香 6 克,艾叶 6 克。

【制法用法】 将上药加清水适量,煎煮 30 分钟,去渣取汁,与沸水 2 000 毫升一起倒入盆中,先熏蒸,待温度适宜时泡洗双脚,每日早、晚各 1 次,每次熏泡 40 分钟,于行经前 1周开始泡脚,直至月经干净止。

【功效主治】 温经化瘀,散寒止痛。适用于经前或经时小腹拧痛或抽痛,凉而沉重感,按之痛甚,得热痛减,经行量少,色黯有血块,畏寒便溏,苔白腻,脉沉紧者。

8. 益母草玄胡方

【药物组成】 益母草 100 克,延胡索、桃仁各 30 克,红花 15 克,白芷 10 克。

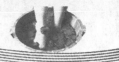

【制法用法】　将以上药物同入锅中,加水适量,煎煮30分钟,去渣取汁,倒入泡足器中,先熏蒸后泡足30分钟,每晚1次,于经前10日开始泡足,直至月经结束。

【功效主治】　活血化瘀,行气止痛。适用于痛经并有腹部胀痛,经色紫暗夹血块者。

9. 香附柴胡方

【药物组成】　香附30克,柴胡10克。

【制法用法】　将2味药择净,放入药罐中,加入清水适量,先浸泡5～10分钟后,煎取药汁,置于浴盆中,候温时足浴,每日2次,每日1剂,连续3～5剂,于月经前1周开始使用,连用2～3个月经周期。

【功效主治】　疏肝理气,活气止痛。适用于肝郁气滞痛经。

10. 益母草香附方

【药物组成】　益母草、香附、乳香、没药、夏枯草各20克。

【制法用法】　将上药加清水适量,浸泡20分钟,煎数沸,取药液与沸水1500毫升同入脚盆中,趁热熏蒸,待温度适宜时泡洗双脚,每日2次,每次40分钟,从月经开始前10日起,15日为1个疗程。

【功效主治】　温经散寒,活血止痛,理气散结。适用于痛经。

11. 大蒜玄参方

【药物组成】　大蒜60克,玄参、生地黄、当归、白芷、赤

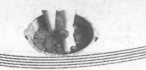

芍各 40 克,肉桂 30 克。

【制法用法】 将上药加清水 2 000 毫升,煎至 1 500 毫升时,澄出药液,倒入脚盆中,先熏蒸,待温度适宜时泡洗双脚,每晚临睡前泡洗 1 次,每次 40 分钟,月经前 10 日开始泡脚,直至月经干净止。

【功效主治】 清热凉血,逐瘀止痛。适用于血热夹瘀型痛经,症见经期腹痛、下血鲜红、血块红紫、疼痛拒按、刺痛难忍等。

足部按摩疗法

【有效反射区】 脑垂体、肾、肾上腺、膀胱、输尿管、甲状腺、生殖腺、肺及支气管、心、肝、脾、腹腔神经丛、子宫(前列腺)、下腹部反射区(图 6-2)。

【按摩手法】

(1)点按脑垂体、肾上腺反射区各 30～50 次,力度适中。

(2)着重推按肺及支气管、输尿管、甲状腺、下腹部反射区各50～100 次。

(3)子宫或前列腺、生殖腺、膀胱、肾、心、肝、脾反射区各按揉30～50 次。

(4)刮压腹腔神经丛反射区 30～50 次。

【生活保健】

(1)适当休息,不要过度疲劳。

(2)保持心情舒畅,避免精神紧张、暴怒、焦虑等。

(3)经期注意保暖,防止受凉。

(4)注意经期卫生,行经期间禁止性生活。

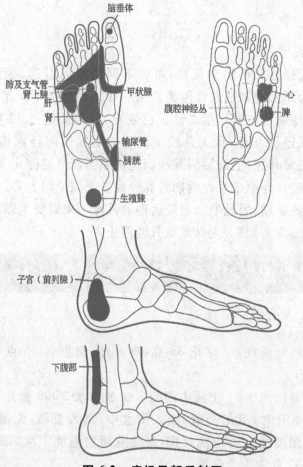

图 6-2 痛经足部反射区

（5）治疗期间应忌食生冷、辛辣食物，忌烟酒。

（6）疼痛剧烈患者应到医院就诊，不宜坚持自疗。

（7）止痛药不可随便服用，应根据实际情况询问医生后决定。

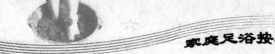

（三）闭　经

　　闭经是妇科的常见病，可由不同的原因引起。闭经通常分为原发性和继发性两类。原发性闭经是指年龄超过16岁（有地域性差异），第二性征已发育，或年龄超过14岁，第二性征还没发育，且无月经来潮者。继发性闭经则指以往曾有正常月经，但此后因某种病理性原因而月经停止6个月者，或按自身原来月经周期计算停经3个周期以上者。青春前期、妊娠期、哺乳期及绝经后期的月经不来潮属生理现象。

　　【临床表现】　无月经或月经停止。

足浴疗法

1. 红花鸡血藤方

　　【药物组成】　红花35克，鸡血藤、桑椹各25克，黄酒50毫升。

　　【制法用法】　上药中的前3味加清水2000毫升，煎至1500毫升时，澄出药液，倒入脚盆中，调入黄酒，先熏蒸脐下，待温度适宜时泡洗双脚，每晚临睡前泡洗1次，每次40分钟，30日为1个疗程。

　　【功效主治】　补血行血，通滞化瘀。适用于闭经。

2. 益母草红花方

　　【药物组成】　益母草30克，红花10克。

　　【制法用法】　将上药加清水适量，煎煮30分钟，去渣取

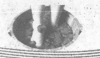

汁,与沸水2 000毫升一起倒入盆中,先熏蒸脐下,待温度适宜时泡洗双脚,每日1次,每次熏泡40分钟,30日为1个疗程。

【功效主治】　活血调经,祛瘀生新。适用于闭经。

3. 生地当归方

【药物组成】　生地黄、当归、赤芍、桃仁、五灵脂、大黄、牡丹皮、茜草、木通各15克。

【制法用法】　上药加清水适量,浸泡20分钟,煎数沸,取药液与沸水1 500毫升同入脚盆中,趁热熏蒸脐下,待温度适宜时泡洗双脚,每日2次,每次40分钟,20日为1个疗程。

【功效主治】　清热凉血,活血通经。适用于热结血闭的实证闭经。

4. 黄芪杜仲方

【药物组成】　黄芪、杜仲、党参、益母草、白术各15克。

【制法用法】　上药加清水适量,煎煮30分钟,去渣取汁,与沸水2 000毫升一起倒入盆中,先熏蒸脐下,待温度适宜时泡洗双脚,每日早、晚各1次,每次熏泡40分钟,20日为1个疗程。

【功效主治】　行气益气,养血通经。适用于闭经。

5. 养因温经方

【药物组成】　益母草、党参、白术、杜仲、黄芪各等量。

【制法用法】　将诸药择净,研为细末,装瓶备用。使用时每次取药末10～30克,放入温水中足浴,每晚1次,连续

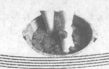

2～3 个月。

【功效主治】 益气养血。用于闭经。

6. 二草艾叶方

【药物组成】 马鞭草、益母草、艾叶、川牛膝各 30 克。

【制法用法】 上药加清水 1 500 毫升，煎至 1 000 毫升，将药液倒入脚盆内，待温浸泡双脚，每日 2 次，每次浸泡 30 分钟，每剂可用 3 次。

【功效主治】 活血通经。适用于闭经。

7. 益母草香附方

【药物组成】 益母草、香附、茺蔚子、当归、红花、桃仁、黄芪各等量。

【制法用法】 将诸药择净，研为细末，装瓶备用。使用时每次取药末 10～30 克，放入温水中足浴，每晚 1 次，连续 2～3 个月。

【功效主治】 活血通经。适用于闭经。

足部按摩疗法

【有效反射区】 子宫（前列腺）、阴茎、阴道、尿道，脑垂体，腹腔神经丛，生殖腺，肾，输尿管，膀胱反射区（图 6-3）。

【按摩手法】

（1）足部按摩：以轻度手法刺激肾、膀胱、输尿管、腹腔神经丛反射区各约 3 分钟；再以中度手法刺激子宫（前列腺），阴茎、阴道、尿道，脑垂体，生殖腺反射区各约 5 分钟。

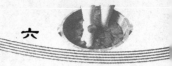

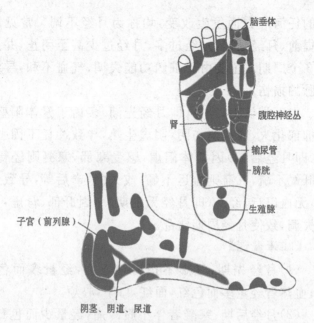

图6-3　闭经足部反射区

每日按摩1次,10日为1个疗程。

　　(2)辅助疗法:①患者俯卧,医者以拇指推按两侧上髎、次髎、中髎、下髎穴各3~5分钟,然后以掌根部按揉各2~3分钟。②以掌根部在腰骶部按揉2~3分钟。每日1~2次。

【生活保健】

　　(1)治疗期间应增加营养,多吃富含蛋白质的食物。

　　(2)参加适当的劳动或体育锻炼,不宜过度疲劳。

(四)月经不调

　　月经不调是妇科最常见的病症之一,月经的期、量、色、

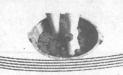

质的任何一方面发生改变,均称为月经不调。常见的有月经提前、月经延迟、月经过多、月经过少甚至闭止,并连续超过 3 个周期。主要由于脏腑功能失调,气血不和,导致冲任二脉的损伤。

中医学认为,经早(即月经先潮)多由于素体阳盛,或情志抑郁化火,或久病伤阴,阴虚生热,导致冲任不固引起;经迟(即月经后期)因素体阳虚,感受寒邪,寒凝则经行受阻,或肝气不疏,气滞则血运不畅,或久病、产后等,导致气衰血虚,无血以行;经乱(即月经无定期)多因肝郁、肾虚,血海溢蓄失调,致使月经周期错乱。

【临床表现】

(1)月经先期:气虚不摄者伴乏力,经量多而色淡,便溏;血热者经量多而色红,面红,口干,心烦。

(2)月经后期:寒凝者伴小腹冷痛,经量少而色黯有块;血虚者伴有腹冷喜暖,经量少而色淡,面白无华。

(3)月经先后无定期:肝郁者伴有乳房或小腹胀痛,抑郁不乐,时时叹息;肾虚者伴头晕耳鸣,腰膝酸软。

(4)月经过多:血热者伴经色红,面红唇干,心烦口渴;脾虚者伴经色淡,气短乏力。

(5)月经过少:血虚者伴经色淡质稀,头晕眼花,腰酸;寒凝者伴经色黑有块,腹冷痛。

足浴疗法

1. 金橘叶香附方

【药物组成】 金橘叶 60 克,香附 20 克,莱菔子 50 克。

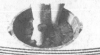

【制法用法】 将上药放入锅中，加水适量，煎煮30分钟，去渣取汁，倒入泡足桶中，待药液降至40℃左右时，泡足30分钟，每晚1次，10日为1个疗程。

【功效主治】 疏肝理气，解郁调经。适用于月经先后无定期，月经量或多或少。

2. 益母夏枯方

【药物组成】 益母草、夏枯草各30克。

【制法用法】 上药加水煎汁后足浴，每日2次，每次20～30分钟。

【功效主治】 活血化瘀，调经利水。用于月经不调或前或后，或痛或血块。月经前1周进行足部疗法来调经，坚持几个月经周期可见效。

3. 艾叶干姜方

【药物组成】 艾叶、干姜各50克，桂枝35克，细辛12克。

【制法用法】 将上药加清水适量，煎煮30分钟，去渣取汁，与沸水2000毫升一起倒入盆中，先熏蒸脐下，待温度适宜时泡洗双脚，每日1次，每次熏泡40分钟，10日为1个疗程。

【功效主治】 温经散寒止痛。适用于月经延后、月经量少。

4. 柴胡白芍方

【药物组成】 柴胡6克，白芍、女贞子、白茅根各12克，墨旱莲、麦冬、地骨皮、香附、地榆各10克。

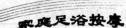

【制法用法】 将上药加清水适量,煎煮30分钟,去渣取汁,与沸水2000毫升一起倒入盆中,先熏蒸脐下,待温度适宜时泡洗双脚,每日早、晚各1次,每次熏泡40分钟,10日为1个疗程。

【功效主治】 清热养阴,调气理血。适用于月经先期、经血量多。

5. 川芎当归方

【药物组成】 川芎5克,当归、生地黄、延胡索、鸡血藤、益母草各9克,赤芍、月季花各6克。

【制法用法】 上药加清水适量,煎煮30分钟,去渣取汁,与沸水2000毫升一起倒入盆中,先熏蒸脐下,待温度适宜时泡洗双脚,每日1次,每次熏泡40分钟,10日为1个疗程。

【功效主治】 活血化瘀,清热解毒。适用于月经失调。

6. 芹菜藕节方

【药物组成】 鲜芹菜、鲜荠菜各250克,藕节150克。

【制法用法】 将以上食物同入锅中,加水适量,煎煮30分钟,去渣取汁,倒入泡足桶中,待药液降至40℃左右时,泡足30分钟,每晚1次,10日为1个疗程。

【功效主治】 清热,凉血止血。适用于月经超前、月经量多。

7. 藕节白酒方

【药物组成】 藕节200克,白酒100毫升。

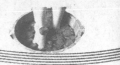

【制法用法】 将藕节加清水适量,浸泡 20 分钟,煎数沸,取药液调入白酒,与沸水 1 500 毫升同入泡脚盆中,趁热熏蒸脐下,待温度适宜时泡双脚,每日 2 次,每次 40 分钟,15日为 1 个疗程。

【功效主治】 收敛止血,消结散瘀。适用于痰滞血瘀导致的月经不调。

8. 桃仁川芎方

【药物组成】 桃仁、皂角刺、延胡索各 30 克,川芎、青皮各 20 克。

【制法用法】 将上药同入锅中,加水适量,煎煮 30 分钟,去渣取汁,倒入泡足桶中,待药液降至 50℃左右时,泡足30 分钟,每晚 1 次,10 日为 1 个疗程。

【功效主治】 行气活血,化瘀调经。适用于月经后期月经量少。

9. 白茅根马兰头方

【药物组成】 白茅根 200 克,马兰头 120 克,生地黄 55克,甘草 6 克。

【制法用法】 将上药加清水适量,煎煮 30 分钟,去渣取汁,与沸水 2 000 毫升一起倒入盆中,先熏蒸脐下,待温度适宜时泡洗双脚,每日早、晚各 1 次,每次熏泡 40 分钟,10 日为 1 个疗程。

【功效主治】 清热凉血,行气止血。适用于月经先期、月经量多。

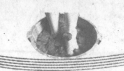

10. 生地白茅根方

【药物组成】 生地黄 50 克,白茅根 200 克,马兰头 100 克,甘草 5 克。

【制法用法】 将以上药同入锅中,加水适量,煎煮 30 分钟,去渣取汁,倒入泡足桶中,待药液降至温度适宜时,泡足 30 分钟,每晚 1 次,10 日为 1 个疗程。

【功效主治】 清热凉血止血。适用于月经先期、月经量多。

足部按摩疗法

【有效反射区】 肾上腺、肾、输尿管、膀胱、生殖腺等反射区(图 6-4)。

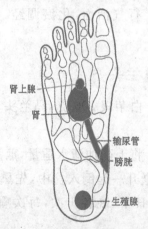

图 6-4 月经不调足部反射区

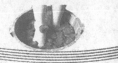

【按摩手法】

(1)按压肾、输尿管、膀胱反射区各 50～100 次,以有麻胀感为佳。

(2)按揉肾上腺和生殖腺反射区各 100 次。

【生活保健】

(1)注意保暖,避免寒冷刺激,如游泳、洗冷水澡等,以免子宫及盆腔血管受冷刺激后收缩,引起经血过少或痛经。

(2)注意经期卫生,预防感染。

(3)经期不宜性交,一方面预防感染,另一方面避免性交刺激使盆腔充血,至经血增多或经期延长。

(4)经期尽量避免进食生冷、辛辣食品,不宜进行强度大的运动。

(五)盆 腔 炎

盆腔炎为妇科的常见病,当细菌进入后,炎症可局限于一个部位或几个部位同时发炎。按其发病过程、临床表现可分为急性与慢性两种。

急性盆腔炎应以抗生素等药物治疗为主,慢性盆腔炎结合足部按摩可提高疗效,缩短疗程,减少用药剂量,并且副作用少。

【临床表现】 其常见的症状有:长期持续性程度不同的下腹隐痛、坠胀或腰痛,常在月经期加重,经期延长,月经过多,白带增多,呈脓性或有臭味,有时出现尿频及排尿和大便时胀痛。

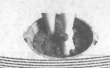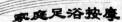

足浴疗法

1. 黄连黄柏方

【药物组成】 黄连、黄柏各30克,白花蛇舌草50克,红藤、败酱草各30克,赤芍、续断各20克。

【制法用法】 上药加清水2 000毫升,煎至1 500毫升时,滤出药液,倒入脚盆中,先熏蒸,待温度适宜时泡洗双脚,每晚临睡前泡洗1次,每次40分钟,30日为1个疗程。

【功效主治】 清热解毒,化瘀利湿,疏肝理气。适用于慢性盆腔炎。

2. 橘皮橘核方

【药物组成】 橘皮、赤芍各30克,橘核50克,荔枝核40克,杏皮20克。

【制法用法】 将以上药物同入锅中,加水适量,煎煮30分钟,去渣取汁,与沸水3 000毫升同入泡足桶中,先熏蒸,后泡足,每晚1次,每次30分钟,7日为1个疗程。

【功效主治】 理气活血,化瘀止痛。适用于慢性盆腔炎。

3. 天仙藤丹参方

【药物组成】 天仙藤30克,鸡血藤40克,丹参20克,川芎15克。

【制法用法】 将以上药物同入锅中,加水适量,煎煮30分钟,去渣取汁,与沸水3 000毫升同入泡足桶中,先熏蒸,

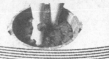

后泡足,每晚 1 次,每次 30 分钟,7 日为 1 个疗程。

【功效主治】 活血化瘀,止痛。适用于慢性盆腔炎。

4. 桃仁红花方

【药物组成】 桃仁 30 克,红花 10 克,丹参 20 克,川芎 15 克。

【制法用法】 将以上药物同入锅中,加水适量,煎煮 30 分钟,去渣取汁,与沸水 3 000 毫升同入泡足桶中,先熏蒸,后泡足,每晚 1 次,每次 30 分钟,7 日为 1 个疗程。

【功效主治】 理气活血,化瘀止痛。适用于慢性盆腔炎。

5. 大黄丹皮方

【药物组成】 生大黄、赤芍各 20 克,牡丹皮、黄柏、知母各 15 克。

【制法用法】 将以上药物同入锅中,加水适量,煎煮 30 分钟,去渣取汁,与沸水 3 000 毫升同入泡足桶中,先熏蒸,后泡足,每晚 1 次,每次 30 分钟,7 日为 1 个疗程。

【功效主治】 清热利湿。适用于急性盆腔炎。

6. 败酱草鱼腥草方

【药物组成】 败酱草 40 克,鱼腥草 30 克,紫花地丁 50 克,牡丹皮 10 克。

【制法用法】 将以上药物同入锅中,加水适量,煎煮 30 分钟,去渣取汁,与沸水 3 000 毫升同入泡足桶中,先熏蒸,后泡足,每晚 1 次,每次 30 分钟,7 日为 1 个疗程。

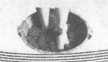

【功效主治】 清热利湿。适用于急性盆腔炎。

7. 蒲公英野菊花方

【药物组成】 蒲公英 50 克,野菊花 30 克,马齿苋、马兰头各 40 克。

【制法用法】 将以上药物同入锅中,加水适量,煎煮 30 分钟,去渣取汁,与沸水 3 000 毫升同入泡足桶中,先熏蒸,后泡足,每晚 1 次,每次 30 分钟,7 日为 1 个疗程。

【功效主治】 清热利湿。适用于急性盆腔炎。

8. 银花连翘方

【药物组成】 金银花 50 克,连翘 50 克,牡丹皮、蒲公英、土茯苓、车前草各 20 克。

【制法用法】 将上药加清水适量,煎煮 30 分钟,去渣取汁,与沸水 2 000 毫升一起倒入盆中,先熏蒸,待温度适宜时泡洗双脚,每日 1 次,每次熏泡 40 分钟,10 日为 1 个疗程。

【功效主治】 清热解毒,化瘀利湿。适用于急性盆腔炎湿热瘀结型。

9. 杏仁半夏方

【药物组成】 杏仁、半夏、生薏苡仁、陈皮各 30 克,淡竹叶、川厚朴、车前子、泽泻各 20 克。

【制法用法】 将诸药加清水适量,浸泡 10 分钟后,水煎取汁,放入脚盆中,待温时泡脚,每日 2 次,每次 30 分钟,每日 1 剂,10 日为 1 个疗程。

【功效主治】 清热解毒,宣畅三焦。适用于急性盆腔炎。

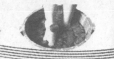

10. 忍冬藤方

【药物组成】 忍冬藤、红藤各 30 克,大黄、大青叶、牡丹皮各 20 克。

【制法用法】 将上药加清水适量,浸泡 20 分钟,煎数沸,将药液与 1 500 毫升沸水同入脚盆中,趁热熏蒸,待温度适宜时泡洗双脚,每日 2 次,每次 40 分钟,15 日为 1 个疗程。

【功效主治】 清热解毒,利湿化瘀,活血凉血。适用于盆腔炎。

足部按摩疗法

【有效反射区】 肾、肾上腺、子宫(前列腺)、下腹部、生殖腺各淋巴反射区、腹腔神经丛、膀胱、输尿管等反射区(图 6-5)。

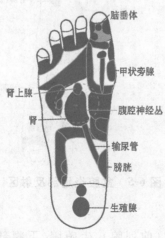

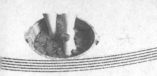
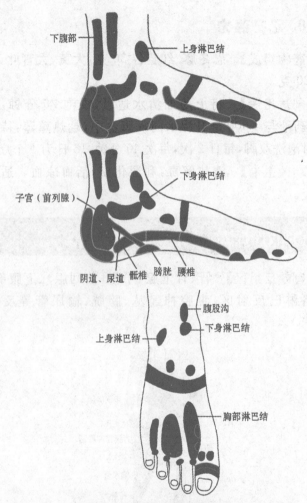

下腹部

上身淋巴结

子宫（前列腺）

下身淋巴结

阴道、尿道　骶椎　膀胱　腰椎

腹股沟

下身淋巴结

上身淋巴结

胸部淋巴结

图 6-5　盆腔炎足部反射区

【按摩手法】

(1)按揉子宫(前列腺)、生殖腺、下腹部、膀胱、肾、肾上腺、肝、脾等反射区各 30～50 次,力度适中。

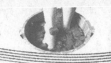

（2）点上身、下身淋巴结、胸部淋巴结等反射区各 100 次，力度稍重，以疼痛为佳。

（3）推压输尿管反射区 50～100 次。

（4）刮压腹腔神经丛反射区 50～100 次。

【生活保健】

（1）注意卫生，每日清洗外阴部。

（2）饮食清淡，少吃或不吃辛辣食品。

（3）加强身体锻炼，提高免疫能力。

（六）更年期综合征

更年期综合征是由雌激素水平下降而引起的一系列症状。此症男女都可发生，但女性发病较早，症状也较重，一般多在 45～55 岁。男性患者发病较晚，症状也较轻，一般多发生在 50～65 岁。

更年期妇女，由于卵巢功能减退，垂体功能亢进，分泌过多的促性腺激素，引起自主神经功能紊乱；而且女性更年期体内气血开始衰少，精气亏乏，从而逐渐失去月经和生育功能，出现气血不调现象。男性更年期，睾丸的生精及产生雄性激素的功能逐渐下降。

【临床表现】　面色潮红，乏力，抑郁，多虑，易激动，烦躁易怒，注意力难以集中，记忆力减退，失眠，头痛，头晕，心慌，易出汗，身体发胖，尿频，尿急，大便干燥，下肢沉重，关节痛，轻度水肿。女性患者可有月经周期紊乱，经血量时少时多，或突然停止，乳腺萎缩；男性患者可有性欲下降，甚至出现阳痿等。

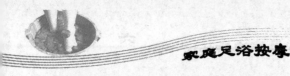

足浴疗法

1. 白萝卜合欢皮方

【药物组成】 白萝卜 250 克,合欢皮、夜交藤各 50 克。

【制法用法】 将白萝卜切片,与另 2 味同入药锅,加清水适量,煎煮 30 分钟,去汁取渣,与沸水 2 000 毫升一起倒入盆中,待温度适宜时泡洗双脚,每日 1 次,每次熏泡 40 分钟,10 日为 1 个疗程。

【功效主治】 疏肝解郁,理气化痰。适用于更年期综合征见胸胁及小腹胀满疼痛,抑郁不乐者。

2. 丹参补骨脂方

【药物组成】 丹参、补骨脂各 30 克,五味子、怀山药各 20 克。

【制法用法】 将上药加清水适量,煎煮 30 分钟,去渣取汁,与沸水 2 000 毫升一起倒入盆中,待温度适宜时泡洗双脚,每日早、晚各 1 次,每次熏泡 40 分钟,10 日为 1 个疗程。

【功效主治】 温补脾肾。适用于更年期综合征见月经失调,形寒肢冷,腰酸水肿者。

3. 生地丹参方

【药物组成】 生地黄、丹参、小麦、大枣各 30 克,柴胡 5 克,当归、白芍、茯苓、白术、甘草各 10 克。

【制法用法】 将上药加清水适量,煎煮 30 分钟,去渣取汁与沸水 2 000 毫升一起倒入盆中,待温度适宜时泡洗双脚,每日1次,每次熏泡40分钟,10日为1个疗程。

【功效主治】　滋补肝肾,养血敛阴。适用于更年期综合征。

4. 柴胡白芍方

【药物组成】　柴胡、白芍、香附各15克,枳壳、郁金各30克,陈皮、木香各9克。

【制法用法】　上药加清水2 000毫升,煎至1 500毫升时,滤出药液,倒入脚盆中,待温度适宜时泡洗双脚,每晚临睡前泡洗1次,每次30分钟,20日为1个疗程。

【功效主治】　疏肝理气,清热养阴。适用于肝气郁结型更年期综合征。

5. 当归枣仁方

【药物组成】　玄参、珍珠母各30克,杭菊花9克,当归、生地黄、白芍、川芎、丹参、炒酸枣仁各15克。

【制法用法】　将上药加清水适量,浸泡20分钟,煎数沸,取药液与沸水1 500毫升同入脚盆中,待温度适宜时泡洗双脚,每日2次,每次40分钟,15日为1个疗程。

【功效主治】　滋阴潜阳,养血安神。适用于更年期综合征。

6. 黄连麦冬方

【组　方】　黄连3克,酸枣仁、麦冬、白芍、白薇、丹参各9克,龙骨15克。

【制法用法】　将上药加清水适量,浸泡20分钟,煎数

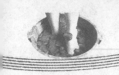
沸,将药液与沸水 1 500 毫升同入脚盆中,待温度适宜时泡洗双脚,每日 2 次,每次 40 分钟,30 日为 1 个疗程。

【功效主治】 清心平肝。适用于妇女更年期综合征,症见烘热汗出、心烦易怒、口干、失眠、心悸心慌等。

足部按摩疗法

【有效反射区】 脑垂体、肾、输尿管、胃、脾、生殖腺、安眠点反射区(图 6-6)。

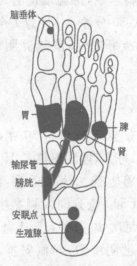

图 6-6 更年期综合征足部反射区

【按摩手法】

(1)点按脑垂体、肾反射区各 50～100 次,力度适中,以有酸痛感为佳。

(2)单指叩拳法用力推压输尿管、胃、脾、生殖腺、安眠点反射区各 100 次。

【生活保健】

(1)适当参加体育锻炼,每日工作不宜太累,保持良好平静的心态。

(2)饮食合理,营养适当,忌临睡前进食。注意预防骨质疏松,适当增加钙的摄入。

(3)充分合理的睡眠,对于更年期人的身心健康来讲,显得十分重要。

(4)有晚上工作和学习习惯者,要先做比较费脑筋的事,后做比较轻松的事,以便放松大脑,容易入睡。

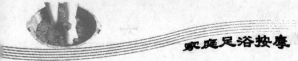

七、男科常见病足浴按摩

(一)阳　痿

阳痿是指成年男性出现阴茎不能勃起或勃起不坚,以致不能完成性交的一种性功能障碍病症。多数患者是由精神心理因素所致,如疲劳、焦虑、紧张、情绪波动等,也有器质性病变所致者。

中医学认为,阳痿多由房室劳损,少年误犯手淫或惊恐伤肾引起,导致肝肾不足、命门火衰。

【临床表现】　阳痿患者房事时阴茎不能完全勃起或勃起不坚,时时滑精,或阴茎虽能勃起,但时间短暂,每多早泄。常伴有精神不振,头晕目眩,面色苍白,腰酸腿软,畏寒肢凉,阴囊多汗,小便黄赤等症状。

足浴疗法

1. 柴胡当归方

【药物组成】　柴胡、当归、白芍、云茯苓、郁金、九节菖

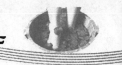

蒲各 10 克,薄荷 6 克,淫羊藿、菟丝子各 30 克。

【制法用法】 上药加清水 2 000 毫升,煎至 1 500 毫升时,滤出药液,倒入脚盆中,待温度适宜时泡洗双脚,每晚临睡前泡洗 1 次,每次 40 分钟,20 日为 1 个疗程。

【功效主治】 疏肝解郁,理气活血。适用于肝郁不舒、情志不畅阳痿者。

2. 金樱子巴戟天方

【药物组成】 金樱子、巴戟天、淫羊藿各 30 克,阳起石 25 克,胡芦巴 20 克,柴胡 15 克。

【制法用法】 将上药加清水适量,煎煮 30 分钟,去渣取汁,与沸水 2 000 毫升一起倒入盆中,先熏蒸会阴部,待温度适宜时泡洗双脚,每日早晚各 1 次,每次熏泡 40 分钟,10 日为 1 个疗程。

【功效主治】 温补肾阳,固精秘气,疏理脾气,升举阳气。适用于阳痿心情抑郁者。

3. 淫羊藿巴戟天方

【药物组成】 淫羊藿 20 克,巴戟天 20 克,泽泻 20 克,胡芦巴 20 克,石菖蒲 20 克,柴胡 20 克,茯神 30 克,山茱萸 30 克,附片 10 克,肉桂 10 克。

【制法用法】 上药加清水适量,煎煮 30 分钟,去渣取汁,与沸水 2 000 毫升一起倒入盆中,先熏蒸会阴部,等温度适宜时泡洗双脚,每日 2 次,每次熏泡 40 分钟,10 日为 1 个疗程。

【功效主治】 温肾壮阳。适用于阳痿。

4. 覆盆子枸杞方

【药物组成】 覆盆子、枸杞子、菟丝子各 25 克,附子、肉桂各 15 克,杜仲、淫羊藿、仙茅、巴戟天、肉苁蓉各 20 克,当归、赤芍、路路通各 15 克。

【制法用法】 上药加清水适量,浸泡 20 分钟,煎数沸,取药液与沸水 1 500 毫升同入浴盆中,趁热熏蒸阴部,待温度适宜时泡洗双脚,每日 2 次,每次 40 分钟,15 日为 1 个疗程。

【功效主治】 活血通络,补肾壮阳。适用于阳气不足型阳痿。

5. 韭菜子仙茅方

【药物组成】 韭菜子、仙茅、蛇床子、制附片、当归、白芍各 15 克。

【制法用法】 上药加清水适量,煎煮 30 分钟,去渣取汁,与沸水 2 000 毫升一起倒入盆中,待温度适宜时泡洗双脚,每日早、晚各 1 次,每次熏泡 40 分钟,10 日为 1 个疗程。

【功效主治】 散寒,补肾壮阳。适用于阳痿。

6. 附桂熟地黄方

【药物组成】 制附子、肉桂各 3 克,熟地黄 12 克,川芎、白术各 6 克,白芍、当归、党参、枸杞子、仙茅、巴戟天各 9 克,黄芪 24 克。

【制法用法】 上药加清水适量,浸泡 20 分钟,煎数沸,将药液与沸水 1 500 毫升同入盆中,趁热熏蒸会阴部,待温

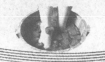

度适宜时泡洗双脚,每日 2 次,每次 40 分钟,15 日为 1 个疗程。

【功效主治】 温补肾阳,滋阴化瘀。适用于阳痿。

7. 兰子仙茅方

【药物组成】 菟丝子、蛇床子、韭菜子、仙茅、淫羊藿、巴戟天、阳起石、补骨脂、小茴香各 10 克。

【制法用法】 上药加清水适量,煎煮 30 分钟,去渣取汁,与沸水 2 000 毫升一起倒入盆中,先熏蒸会阴部,待温度适宜时泡洗双脚,每日 2 次,每次熏泡 40 分钟,10 日为 1 个疗程。

【功效主治】 温肾壮阳。适用于阳痿。

8. 淫羊藿方

【药物组成】 鲜淫羊藿 250 克。

【制法用法】 上药加清水适量,煎煮 30 分钟,去渣取汁,与沸水 2 000 毫升一起倒入盆中,先熏蒸会阴部,待温度适宜时泡洗双脚,每日早、晚各 1 次,每次熏泡 40 分钟,10 日为 1 个疗程。

【功效主治】 益肝肾,强筋骨。适用于阳痿。

足部按摩疗法

【有效反射区】 肾,肾上腺,脑垂体,脾,睾丸(卵巢),胰腺,腹股沟,下身淋巴结,子宫(前列腺)、阴茎、尿道,腰椎,骶椎等反射区(图 7-1)。

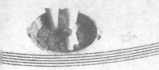

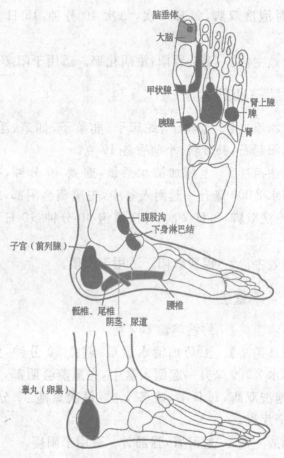

脑垂体
大脑
甲状腺
肾上腺
脾
胰腺
肾
腹股沟
下身淋巴结
子宫（前列腺）
腰椎
骶椎、尾椎
阴茎、尿道
睾丸（卵巢）

图 7-1　阳痿足部反射区

【按摩手法】

（1）按揉肾、肾上腺、脾、脑垂体反射区各 50～100 次，力度稍重，以有胀痛感为佳。

（2）点按腹股沟、下身淋巴结反射区各 50～100 次。

（3）刮压子宫（前列腺）、睾丸（卵巢）反射区各 100 次。

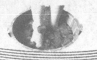

(4)推压阴茎、阴道、尿道,骶椎,腰椎,胰腺反射区各50次。

【生活保健】

(1)适当体育锻炼,加强性知识教育及饮食调养。

(2)改变不良生活习惯,如戒烟、酒,避免过度疲劳。

(3)本病多数为功能性,患者应消除心理障碍,保持心情舒畅。

(4)治疗期间禁止房事。

(5)不可滥用壮阳药物。

(二)早　泄

早泄是指性交时间极短,或阴茎插入阴道就射精,随后阴茎即软,不能正常进行性交的一种病症,是一种最常见的男性性功能障碍。

中医学认为,早泄多由于房劳过度或频繁手淫,导致肾精亏耗,肾阴不足,相火偏亢,或体虚羸弱,虚损遗精日久,肾气不固,导致肾阴阳俱虚所致。过度兴奋,紧张冲动也是引起早泄的原因之一。

【临床表现】　在阴茎勃起之后尚未插入阴道之前、正当插入或刚刚插入尚未抽动时便发生射精。需注意,性交时射精的快慢无一定标准,个体差异大,即使同一个体在不同时期、不同状况下,射精的快慢也可有很大变化。因此,有正常性功能的男性在性交时偶尔出现射精过早不应视为病态,只有经常射精过早以致不能完成性交全过程时,才视为早泄。

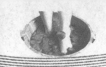

足浴疗法

1. 蛇床子二皮方

【药物组成】 蛇床子、地骨皮、石榴皮各 10 克。

【制法用法】 将诸药择净,放入药罐中,加入清水适量,浸泡 5～10 分钟,煎取药汁,放入浴盆中,熏洗龟头部位,待温度降至 40℃左右时,再将龟头浸泡到药液中 5～10 分钟,冷后加热水适量足浴,每晚 1 次,每次 1 剂,15～20 日为 1 个疗程,连用 1～2 个疗程。

【功效主治】 温阳止泄。适用于早泄。

2. 二子芡实方

【药物组成】 金樱子 10 克,五倍子、芡实各 20 克,生牡蛎、生龙骨各 30 克。

【制法用法】 将诸药择净,放入药罐中,加清水适量,浸泡 5～10 分钟,煎取药汁,放入浴盆中,熏洗龟头部位,待温度降至 40℃左右时,再将龟头浸泡到药液中 5～10 分钟,冷后加热水适量足浴,每晚 1 次,每次 1 剂,15～20 日为 1 个疗程,连用 1～2 个疗程。

【功效主治】 收敛止泄。适用于早泄。

3. 五倍子方

【药物组成】 五倍子 30 克。

【制法用法】 上药加水适量,煎煮后倒入足浴盆内泡脚 30 分钟,每晚 1 次,15～20 日为 1 个疗程,连续 12 个

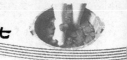
疗程。

【功效主治】 收敛止泄。适用于早泄。

足部按摩疗法

【有效反射区】 脑垂体、肾、肾上腺、输尿管、肝、胆囊、膀胱、胃、生殖腺、腹股沟等反射区(图 7-2)。

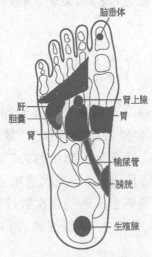

图 7-2 早泄足部反射区

【按摩手法】

(1)用食指关节刮压肾、输尿管、膀胱、胃反射区各 50次,以有胀痛感为宜。

(2)用食指关节点按脑垂体、肾上腺、肝、胆囊、生殖腺反射区各 100 次。

(3)用拇指腹按揉腹股沟、胸部淋巴结反射区各 30～50 次。

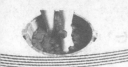

【生活保健】

(1)禁止自慰,节制房事,避免强烈的性欲冲动,避免用重复性交的方式来延长第二次的性交时间。

(2)进行适当的文体活动,如听音乐,锻炼身体,陶冶情操,增强体质,有助于防治早泄。

(3)戒酒,避免辛辣刺激。多食一些具有补肾固精作用的食物,如牡蛎、核桃仁、芡实、栗子、甲鱼、文蛤、鸽蛋、猪肾等,增强体质。

(三)遗 精

遗精是指不因性交而精液自行外泄的一种男性性功能障碍性疾病。如果有梦而遗精者称为"梦遗";无梦而遗精者,甚至清醒的时候精液自行流出称为"滑精"。但如果是发育成熟的男子,每月偶有 1～2 次遗精,且次日无任何不适,属生理现象,不是病态。若遗精次数过频,每周 2 次以上或一夜数次,且有头昏眼花、腰腿酸软、两耳鸣响等症状者,则应及时治疗。

【临床表现】

(1)阴虚火旺型:多为有梦遗,阳事易举,或易早泄。伴两颧潮红,头昏心慌,心烦少寐,神疲乏力,舌质偏红,苔少,脉细。宜食滋阴降火之清淡饮食。

(2)肾精不固型:多见滑精不禁,精液清冷,精神萎靡,腰腿酸冷,面色苍白,头晕耳鸣或见囊缩湿冷,舌淡,苔白滑,脉沉眈无力。宜食温肾固涩饮食。

(3)湿热下注型:遗精频作,茎中涩痛,小便热赤,口苦

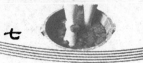

男科常见病泡脚按摩

或渴,舌苔黄腻,脉滑数。宜食清热利湿饮食。

足浴疗法

1. 艾叶洗剂

【药物组成】 艾叶 30 克,雄黄 6 克,防风 60 克,花椒 6 克。

【制法用法】 将上药一同倒入脸盆内,放水达脸盆 2/3 处,置火上煎之,沸腾后 20 分钟取下,凉至适当温度进行足浴,每晚 1 次,每日 1 剂,连用 7 日。

【功效主治】 温阳补肾。适用于肾虚所致的梦遗滑精或见色即精液流出,头晕耳鸣,腰膝酸软,四肢不温等。

2. 苦参黄柏方

【药物组成】 苦参、黄柏各 15 克。

【制法用法】 将 2 味药择净,同放药罐中,加清水适量,煎取药液,放入浴盆中,待温时足浴,每晚 1 次,2 日 1 剂,连用 7～10 剂。

【功效主治】 清热利湿。适用于遗精,口渴,小便短赤,大便秘结等患者。

3. 玄参五倍子方

【药物组成】 玄参、刺猬皮各 30 克,五倍子 15 克。

【制法用法】 将上药择净,同放药罐中,加清水适量,煎取药液,放入浴盆中,趁热熏洗会阴部及阴茎、阴囊,待温时足浴,每晚 1 次,2 日 1 剂,连用 7～10 剂。

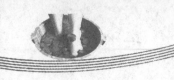

【功效主治】 清热养阴。适用于阴虚火旺所致的遗精、早泄等。

4. 四物合剂

【药物组成】 当归、白芍、川芎、生地黄、麦冬、知母、黄柏、黄连各等量。

【制法用法】 将上药择净,同放入药罐中,加清水适量,浸泡5～10分钟后,煎取药液,放入浴盆中,趁热熏洗会阴部及阴茎、阴囊,待温时足浴,每晚1次,2日1剂,连用7～10剂。

【功效主治】 清热养阴。适用于阴虚火旺所致的遗精、早泄、头晕、目眩、心悸、失眠、手足心热等。

5. 知柏泽泻方

【药物组成】 知母、黄柏、泽泻各15克。

【制法用法】 将3味药择净,同放药罐中,加清水适量,浸泡5～10分钟后,煎取药液,放入浴盆中,待温时足浴,每晚1次,2日1剂,连用7～10剂。

【功效主治】 养阴清热。适用于遗精,口渴,小便短赤,大便秘结者。

足部按摩疗法

【有效反射区】 肾,心,输尿管,膀胱,肺及支气管,大脑,脑垂体,肾上腺,生殖腺,子宫(前列腺)、阴茎、尿道,甲状腺等反射区(图7-3)。

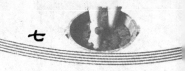

男科常见病泡脚按摩

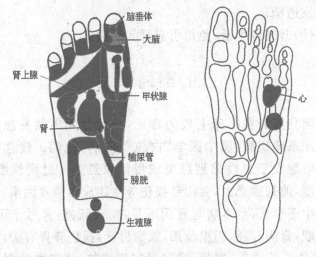

图 7-3　遗精足部反射区

【按摩手法】

（1）用食指关节按大脑，脑垂体，肾上腺，生殖腺，子宫（前列腺）、阴茎、尿道、肾、心、膀胱反射区各 100 次。

（2）用拇指腹按揉或推按输尿管、肺及支气管、甲状腺反射区各 100 次。

【生活保健】

（1）不用烫水洗澡，睡时宜屈膝侧卧位，被褥不宜过厚，内裤不宜过紧。

（2）少进烟、酒、茶、咖啡、葱、蒜、辛辣等刺激性物品。

（3）遗精的时候不要中途忍精，不要用手捏住阴茎不使精液流出，以免败精潴留精宫，变生他病。

（4）睡眠时不要俯卧，以免压迫和摩擦阴茎，引起阴茎充血，诱发遗精。内裤要常换，尽量使其柔软，衣裤发硬也

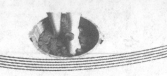

会诱发遗精。

（5）节制性生活，免得引起肾元亏损。

（四）前列腺炎

前列腺炎在临床上较为常见，是青壮年男性易患的一种泌尿系统疾病，属中医学"白浊""淋病"范畴。慢性前列腺炎可继发于急性前列腺炎或慢性尿道炎。过度饮酒，房事过度，前列腺肥大，会阴部损伤等往往成为诱发因素。

中医学认为，本病与肾阴不足，相火旺盛，肾亏于下，封藏失职，肾阴亏耗，阴损及阳，饮酒过度，损伤脾胃有关。

【临床表现】　尿频、排尿时尿道灼热、疼痛并放射到阴茎头部。清晨尿道口可有黏液等分泌物，还可出现排尿困难的感觉，后尿道、会阴和肛门处坠胀不适，下蹲、大便及长时间坐在椅凳上胀痛加重。慢性前列腺炎症状不典型，脓尿较少，但可伴有阳痿、早泄、遗精及血精等。

足浴疗法

1. 丹参泽兰方

【药物组成】　丹参 9 克，泽兰 9 克，乳香 9 克，赤芍 9 克，王不留行 9 克，川楝子 9 克，桃仁 6 克，败酱草 15 克，蒲公英 30 克。

【制法用法】　上药加清水适量，煎煮 30 分钟，去渣取汁，与沸水 2 000 毫升一起倒入盆中，先熏蒸肚脐处，待温度适宜时泡洗双脚，每日早、晚各 1 次，每次熏泡 40 分钟，20

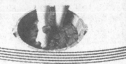

日为 1 个疗程。

【功效主治】 活血化瘀,清热解毒,化湿利浊。适用于慢性前列腺炎。

2. 猪殃殃方

【药物组成】 猪殃殃 100 克,半边莲 15 克,鱼腥草 30 克,红花 10 克,桃仁、泽兰、茯苓、车前子各 12 克,滑石 18 克,甘草 3 克,桂枝 6 克。

【制法用法】 将上药加清水适量,煎煮 30 分钟,去渣取汁,与 2 000 毫升沸水一起倒入盆中,先熏蒸脚底涌泉穴和肚脐处,待温度适宜时泡洗双脚,每日 1 次,每次熏泡 40 分钟,20 日为 1 个疗程。

【功效主治】 清热解毒,活血化瘀。适用于慢性前列腺炎。

3. 吴茱萸方

【药物组成】 吴茱萸 60 克,白酒 100 毫升,陈醋 100 毫升。

【制法用法】 将吴茱萸加清水 2 000 毫升,煎至水剩 1 500毫升时,滤出药液,倒入盆中,调入白酒、陈醋,先熏蒸会阴部,待温度适宜时泡洗双脚,每晚临睡前泡洗 1 次,每次 40 分钟,20 日为 1 个疗程。

【功效主治】 活血化瘀,软坚散结。适用于慢性前列腺炎。

4. 菊花苦参方

【药物组成】 野菊花、苦参、马齿苋、败酱草各 20 克,当

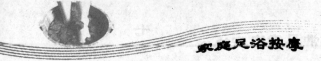

归 12 克,延胡索、槟榔各 10 克。

【制法用法】 将上药加清水适量,浸泡 20 分钟,煎数沸,取药液与沸水 1 500 毫升同入盆中,趁热熏蒸会阴处,待温度适宜时泡洗双脚,每日 2 次,每次 40 分钟,15 日为 1 个疗程。

【功效主治】 清热燥湿,活血解毒。适用于前列腺炎。

5. 黄柏菊花方

【药物组成】 黄柏、野菊花、鱼腥草、紫草、白花蛇舌草各 15 克,丹参、赤芍各 10 克。

【制法用法】 将上药加清水适量,浸泡 20 分钟,煎数沸,将药液与沸水 1 500 毫升同入浴盆中,趁热熏蒸肚脐处,待温度适宜时泡洗双脚,每日 2 次,每次 40 分钟,15 日为 1 个疗程。

【功效主治】 清热利湿,活血祛瘀。适用于前列腺炎。

6. 琥珀麝香方

【药物组成】 琥珀、黄柏、胡椒、半夏各 15 克,麝香 1 克。

【制法用法】 将上药中的前 3 味加清水 2 000 毫升,煎至 1 500 毫升时,澄出药液,倒入脚盆中,纳入麝香,先熏蒸肚脐处,待温度适宜时泡洗双脚,每晚临睡前泡洗 1 次,每次 40 分钟,20 日为 1 个疗程。

【功效主治】 通经活络,消肿止痛。适用于慢性前列腺炎。

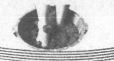

7. 龙胆草方

【药物组成】 龙胆草、土茯苓、马齿苋各 30 克,川楝子 15 克,川萆薢 9 克,金银花 20～50 克,薄荷 9 克。

【制法用法】 上药加清水 1 500 毫升,煎沸 5～10 分钟后,将药液倒入脚盆内,待温浸泡双脚 30 分钟,冷则加温。每日浸泡 2 次,每剂可用 2 次。

【功效主治】 泻火解毒。适用于急性前列腺炎。

足部按摩疗法

【有效反射区】 肾、肾上腺、膀胱、输尿管、胃、脾、肺及支气管、生殖腺、脑垂体反射区(图 7-4)。

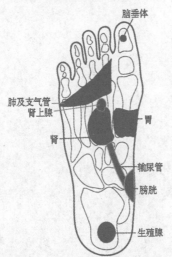

图 7-4　前列腺炎足部反射区

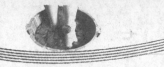

【按摩手法】

（1）肾、肾上腺、膀胱、胃、脾、生殖腺反射区各按揉 10 次，力度以有酸痛感为宜。

（2）推压输尿管反射区 100 次，肺及支气管反射区 50 次，力度稍重。

（3）点按脑垂体反射区 50 次，力度以胀痛为宜。

【生活保健】

（1）节制房事，注意卫生，避免受凉、劳累。

（2）加强身体锻炼，预防感冒，提高机体抗病力。

（3）注意饮食需清淡，忌过量饮酒及食辛辣食物，以免引起前列腺充血。

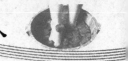

八、儿科常见病足浴按摩

（一）小儿咳嗽

咳嗽是一种反射性的动作,也是保护性动作,借以将呼吸道的异物或留在呼吸道的分泌物排出。炎症、异物或刺激性气体等对呼吸道的刺激通常由迷走神经传到咳嗽中枢,反射性地引起咳嗽。中医学认为,小儿形气未充,肌肤柔弱,卫外功能较差,且小儿寒暖不知自调,故易为风、寒、热等外邪侵袭而发生咳嗽。临床上小儿咳嗽以外感咳嗽多见。

【临床表现】　因咳嗽本身是一种症状,根据中医辨证,分为外感咳嗽和内伤咳嗽两类。

1. 外感咳嗽

（1）风寒咳嗽:初起咳嗽无痰或少痰,鼻塞流清涕,头身疼痛,恶寒不发热或有微热,无汗,苔薄白,脉浮缓或浮紧,指纹淡红。

（2）风热咳嗽:咳嗽,痰黄稠,咳痰不爽,发热恶风,汗出,口渴唇燥,流黄涕,咽燥干痛或痒,便秘,小便黄,舌红苔

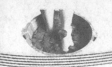

黄,脉数,指纹鲜红。

2. 内伤咳嗽

(1)阳虚咳嗽:咳声不扬,痰稀色白,便溏,面色㿠白,易出汗,神疲乏力,畏寒肢冷,食欲不振,动则气急,苔薄白,舌淡红,脉缓无力。

(2)阴虚咳嗽:干咳无痰或少痰,吐痰胶黏,咽喉干痛,大便干燥,甚则口苦,低热或不发热,舌红无苔,脉多弦细或细数。

足浴疗法

1. 陈夏苏叶方

【药物组成】　陈皮、法半夏各 10 克,紫苏叶 30 克。

【制法用法】　将诸药择净,同放锅中,加清水适量,浸泡 5～10 分钟后,煎取药汁,放入浴盆中,待温度适宜时足浴,每日 2 次,每次 10～30 分钟,每日 1 剂,连续 2～3 日。

【功效主治】　理气健脾,止咳化痰。适用于痰湿咳嗽。

2. 麻杏甘草方

【药物组成】　麻黄、杏仁、甘草各 5 克,牛蒡子 15 克,石膏 30 克。

【制法用法】　将诸药择净,同放锅中,加清水适量,浸泡 5～10 分钟后,煎取药汁,放入浴盆中,待温度适宜时足浴,每日 2 次,每次 10～30 分钟,每日 1 剂,连续 3～

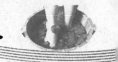
5 日。

【功效主治】　清热宣肺,止咳化痰。适用于肺热咳嗽。

3. 红紫桔参方

【药物组成】　化橘红、紫菀、桔梗、太子参各 10 克。

【制法用法】　将诸药择净,同放锅中,加清水适量,浸泡 5～10 分钟后,煎取药汁,放入浴盆中,待温度适宜时足浴,每日 2 次,每次 10～30 分钟,每日 1 剂,连续 2～3 日。

【功效主治】　宣肺理气,止咳化痰。适用于阴虚咳嗽。

4. 生姜方

【药物组成】　生姜 30 克。

【制法用法】　将生姜洗净,切片,放入药罐中,加清水适量,浸泡 5～10 分钟后,煎取药汁,放入浴盆中,待温时足浴,每次 1 剂,每日 2～3 次,每次 10～30 分钟,连续 2～3 日。

【功效主治】　温肺散寒。适用于风寒咳嗽。

足部按摩疗法

【有效反射区】　肾上腺,肾,输尿管,膀胱,甲状旁腺,喉、气管、声带,肺及支气管,上身淋巴腺,扁桃体反射区(图 8-1)。

【按摩手法】

(1)足部按摩:点按肾上腺、肾、输尿管、膀胱、甲状旁腺

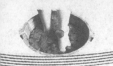
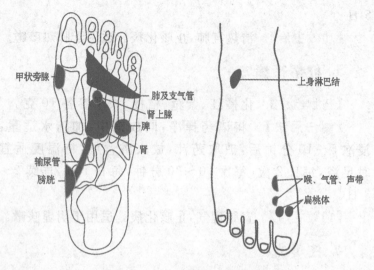

图 8-1　小儿咳嗽足部反射区

反射区 30 次。点按喉、气管、声带,肺及支气管,上身淋巴腺、扁桃体等反射区 50～100 次。

(2)辅助疗法:①推拿六腑 280～300 次,可治疗风热咳嗽,症见嗓子痛,发热汗出。②按揉小儿背部的肺俞穴 5～6 分钟,然后向两侧分推小儿的肩胛骨 100～120 次,加按肾俞穴 1～2 分钟,对于治疗小儿干咳有很好的疗效。按摩时力度以轻柔为主,以产生酸胀感为宜。

【生活保健】

(1)注意给孩子保暖,防止受凉使病情加重。

(2)尽量避免带孩子到人员密集的公共场所。

(3)忌寒凉食物及肥甘厚味食物,切不可盲目进补。

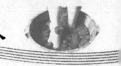
（二）小儿厌食

厌食是指小儿较长时期见食不贪、食欲不振、厌恶进食的病症，是目前儿科临床常见病之一。本病多见于1～6岁小儿，其发生无明显的季节差异，一般预后良好。少数长期不愈可影响儿童的生长发育，也可成为其他疾病的发生基础。

现代医学认为，引起本病的原因，一是由消化道的病变所引起，如十二指肠溃疡、胃溃疡、肝炎、慢性肠炎、泻痢或长期便秘等；二是由全身性疾病所引起，如结核病、肝功能低下、高血压、酸中毒及内分泌功能紊乱等。其他如过量服用金霉素、磺胺类药物，或长期的低盐饮食，也可导致食欲低下。另外，小儿情绪变化也是诱发厌食的因素之一。同时，不良的饮食习惯，如进食不定时、饭前吃糖果、生活不规律，以及外界气候的变化，都是造成厌食的原因，必须及时治疗。

【临床表现】 厌恶进食是小儿厌食症的主要临床症状。其他症状也以消化功能紊乱为主，如嗳气恶心，进食多食后脘腹作胀，甚至呕吐，大便不调，面色无华，形体偏瘦等。

足浴疗法

1. 谷芽麦芽方

【药物组成】 炒谷芽、炒麦芽各30克，焦山楂50克，砂仁2克。

【制法用法】 将以上药物同入锅中，加水适量，煎煮 30 分钟，去渣取汁，倒入泡足桶中，待药液温度降至 30℃ 左右时，浸泡双足 15 分钟，每日 1 次，5 日为 1 个疗程。

【功效主治】 理气开胃。适用于小儿厌食症，尤其适宜夏季使用。

2. 藿香半夏方

【药物组成】 藿香、半夏、厚朴、山楂、神曲、鸡内金、砂仁各 6 克，茯苓 10 克，甘草 3 克。

【制法用法】 上药加清水适量，煎煮 30 分钟，去渣取汁，与沸水 1000 毫升一起倒入盆中，待温度适宜时泡洗双脚，并洗小腿部，每日早、晚各 1 次，每次 20 分钟，5 日为 1 个疗程。

【功效主治】 消食和胃，化浊运脾。适用于食滞厌食。

3. 莱菔子槟榔方

【药物组成】 莱菔子、槟榔各 25 克，高良姜 20 克。

【制法用法】 上药加清水 1500 毫升，煎至 1000 毫升时，滤出药液，倒入泡足桶中，待温度适宜时泡洗双脚，并洗小腿部，每晚临睡前泡洗 1 次，每次 20 分钟，7 日为 1 个疗程。

【功效主治】 消食导滞开胃。适用于小儿厌食症。

4. 藿香吴茱萸方

【药物组成】 藿香 20 克，吴茱萸 15 克，木香 10 克，丁香 3 克。

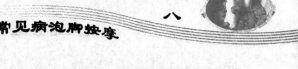

【制法用法】　以上药物同入锅中,加水适量,煎煮 30 分钟,去渣取汁,倒入泡足桶中,待药液温度降至 30℃左右时,浸泡双足 15 分钟,每日 1 次,5 日为 1 个疗程。

【功效主治】　理气开胃。适用于小儿厌食症,尤其适宜夏季使用。

5. 陈皮山楂方

【药物组成】　陈皮、怀山药各 20 克,山楂 30 克,白豆蔻 2 克。

【制法用法】　以上药物同入锅中,加水适量,煎煮 30 分钟,去渣取汁,倒入泡足桶中,待药液温度降至 30℃左右时,浸泡双足 15 分钟,每日 1 次,5 日为 1 个疗程。

【功效主治】　理气开胃。适用于小儿厌食症,尤其适宜夏季使用。

6. 白术生谷芽方

【药物组成】　神曲 9 克,枳实、陈皮各 6 克,白术、生谷芽、生麦芽、焦山楂各 10 克。

【制法用法】　上药加清水适量,煎煮 30 分钟,去渣取汁,与沸水 1 000 毫升一起倒入盆中,待温度适宜时泡洗双脚,并洗小腿部,每日 1 次,每次 20 分钟,7 日为 1 个疗程。偏于湿重者,加苍术 10 克;偏于胃阴不足者,加生地黄、石斛各 9 克;病程长、偏于气虚者,加党参、黄芪各 10 克。

【功效主治】　健脾和胃,行气导滞。适用于小儿厌食症。

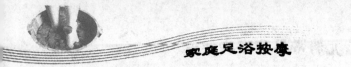
7. 神曲麦芽方

【药物组成】　炒神曲、炒麦芽、焦山楂各 10 克,炒莱菔子 6 克,炒鸡内金 5 克。

【制法用法】　上药加清水适量,浸泡 20 分钟,放入砂锅内煎数沸,将药液与沸水 1 000 毫升同入脚盆中,待温度适宜时泡洗双脚,每日 2 次,每次 20 分钟,5 日为 1 个疗程。

【功效主治】　健脾和胃,行气导滞。适用于小儿厌食症。

足部按摩疗法

【有效反射区】　小肠、胃、脾、十二指肠、脑垂体、甲状腺、横结肠、降结肠反射区(图 8-2)。

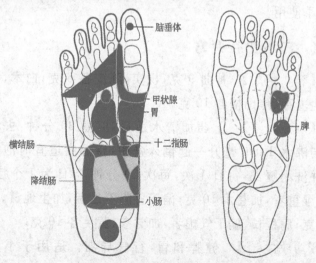

图 8-2　小儿厌食足部反射区

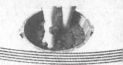

【按摩手法】

(1)足部按摩:按揉小肠、胃、十二指肠反射区 3～5 分钟。按压脾反射区 2～3 分钟,力度轻柔。按揉脑垂体、甲状腺、横结肠、降结肠反射区各 2 分钟。

(2)辅助疗法:①按揉肚脐正上三指处 10～15 分钟,把手掌搓热,顺时针方向抚摩小儿腹部 10 分钟;按揉脾俞、胃俞穴各 1～2 分钟。②轻轻在小儿背后沿着脊柱按摩几下,然后从颈后开始由上而下捏脊至尾骨;做第二遍时轻轻捏 3 下后将皮肤向上提一下,即捏 3 提 1,共做 5 遍。

【生活保健】

(1)带患儿到正规医院儿科或消化内科进行全面细致检查,排除可以导致厌食的慢性疾病,排除缺铁、缺锌。因原发病引起的厌食,则应积极治疗原发病。

(2)饮食要规律,定时进餐,保证饮食卫生;生活规律,睡眠充足,定时排便;营养要全面,多吃粗粮杂粮和水果、蔬菜;节制零食和甜食,少喝饮料。

(3)改善进食环境,使孩子能够集中精力去进食,并保持心情舒畅。避免"追喂"等过分关注孩子进食的行为。

(4)加强体育锻炼。

(三)小儿遗尿

遗尿俗称尿床,是指 3 岁以上的小儿睡眠中小便自遗,醒后方觉得一种疾病。3 岁以内的婴幼儿由于经脉未盛,气血未充,脏腑未坚,智力未全,尚未养成正常的排尿习惯。白天过度玩耍,酣睡不醒,偶尔尿床不属病态。本病虽无严

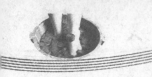

重后果,但长期遗尿势必影响儿童身心健康,故应及早治疗。

中医学认为,该病大多数是由于肺、脾、肾和膀胱功能失调所致。肾为先天之本,因先天肾气不足,膀胱虚冷不能制约水道;久病引起肺脾气虚,不能通调水道,膀胱失约而出现睡眠中不随意排尿。现代医学认为,遗尿症是由各种原因引起大脑皮质功能紊乱而造成的膀胱排尿功能失调。

【临床表现】 小儿遗尿以原发性遗尿占大多数,其中尤以夜间遗尿最常见,以男孩多见。夜间遗尿者约有半数每晚尿床,甚至每晚遗尿 2~3 次,白天过度活动、兴奋、疲劳或躯体疾病后往往遗尿次数增多,日间遗尿较少见。遗尿患儿常常伴夜惊、梦游、多动或其他行为障碍等。

足浴疗法

1. 补肾止遗方

【药物组成】 川续断、狗脊、女贞子各 30 克,党参、茯苓各 20 克,甘草 6 克。

【制法用法】 将上药择净,放入铁锅中,加清水适量,煎取药汁,放入浴盆中,待温度适宜时浸洗患儿双足,每次 10~15 分钟,每晚 1 次,连续 5~7 日。

【功效主治】 补肾止遗。适用于肾虚遗尿。

2. 乌梅止遗方

【药物组成】 乌梅 100 克。

【制法用法】 将乌梅择净,乌梅核捶破,同放入铁锅中,加清水适量,水煎取汁,放入浴盆中,待温度适宜时浸洗患儿双足,每次 10～15 分钟,每晚 1 次,连续 5～7 日。

【功效主治】　补肾止遗。适用于肾虚遗尿。

3. 五味子肉桂方

【药物组成】　五味子 25 克,肉桂 5 克,硫黄 15 克。

【制法用法】　将上药加清水适量,煎煮 30 分钟,去渣取汁,与沸水 1 500 毫升一起倒入盆中,先熏蒸脐部,待温度适宜时泡洗双脚,每晚 1 次,每次熏泡 30 分钟,5 日为 1 个疗程。

【功效主治】　润肺滋肾健脾。适用于小儿遗尿属肺脾肾气虚者。

4. 二叶止遗方

【药物组成】　淡竹叶、车前叶各 20 克。

【制法用法】　将 2 叶择净,放入铁锅中,加清水适量,水煎取汁,放入浴盆中,待温度适宜时浸洗患儿双足,每次10～15 分钟,每晚 1 次,连续 5～7 日。

【功效主治】　清热止遗。适用于心经热盛,下移小肠所致的遗尿。

5. 山药益智仁方

【药物组成】　山药、益智仁各 30 克,乌药 20 克。

【制法用法】　将以上药物同入锅中,加水适量,煎煮 30分钟,去渣取汁,倒入泡足桶中,待药液温度降至 30℃时,浸泡双足 20 分钟,每晚 1 次,10 日为 1 个疗程。

【功效主治】　补肾益气,缩尿。适用于小儿肾虚遗尿。

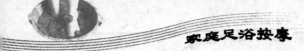

6. 五子止遗方

【药物组成】 覆盆子、金樱子、菟丝子、五味子、五倍子、仙茅、桑螵蛸、芡实各 15 克，补骨脂、山茱萸、肉桂各 9 克。

【制法用法】 上药加清水 1 500 毫升，煎至 1 000 毫升时，滤出药液，倒入脚盆中，待温度适宜时泡洗双脚，每晚临睡前泡洗 1 次，每次 20 分钟，中病即止。

【功效主治】 滋肾固阳。适用于小儿遗尿。

7. 丁香肉桂方

【药物组成】 丁香、肉桂各 10 克。

【制法用法】 上药加清水适量，煎煮 30 分钟，去渣取汁，与沸水 1 000 毫升一起倒入盆中，待温度适宜时泡洗双脚，每日早晚各 1 次，每次 20 分钟，10 日为 1 个疗程。

【功效主治】 补火补阳。适用于小儿遗尿。

8. 黄芪山药方

【药物组成】 炙黄芪 12 克，益智仁、桑螵蛸各 10 克，焦白术、乌药、制附片各 6 克，山药 15 克。

【制法用法】 上药加清水适量，煎煮 30 分钟，去渣取汁，与沸水 1 000 毫升一起倒入盆中，先熏蒸脐部，待温度适宜时泡洗双脚，每日 1 次，每次熏泡 30 分钟，10 日为 1 个疗程。

【功效主治】 补气润肺。适用于小儿遗尿属肺脾气虚、命门火亏者。

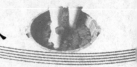

儿科常见病泡脚按摩

八

足部按摩疗法

【有效反射区】 输尿管，肾，骶椎，内尾骨，子宫（前列腺）、阴茎、阴道、尿道反射区（图 8-3）。

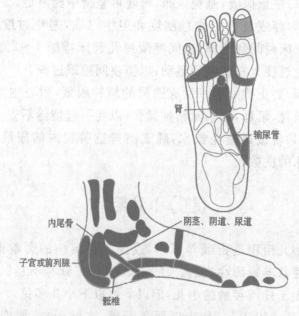

图 8-3 小儿遗尿足部反射区

【按摩手法】

（1）足部按摩：用拇指脂腹按揉肾，内尾骨，子宫（前列腺）、阴茎、阴道、尿道反射区各 3～5 分钟。用拇指指腹胺压输尿管、骶椎反射区各 3～5 分钟。

（2）辅助疗法：①患儿取俯卧位，暴露腰骶部，常规消毒皮肤后，以皮肤针轻叩腰骶部膀胱经第一侧线和督脉，以皮

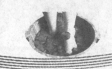
肤潮红为度。②加拔火罐,肺脾气虚型加拔肺俞、脾俞穴;肾虚型加拔肾俞穴。每日 1 次,10 次为 1 个疗程,每个疗程间隔 5 日。

【生活保健】

(1)注意保暖,避免风寒,每晚可坚持中药浴足。

(2)养成良好的作息制度和卫生习惯,避免过度疲劳,掌握尿床时间和规律,夜间唤醒患儿起床排尿 1～2 次。白天避免过度兴奋或剧烈运动,以防夜间睡眠过深。

(3)要正确处理好引起遗尿的精神因素,耐心地对幼儿进行教育、解释,以消除精神紧张,以免引起情绪不安。

(4)晚饭后避免饮水,睡觉前排空膀胱内的尿液,可减少尿床的次数。

(四)小儿疳积

小儿疳积是指喂养不当,或因多种疾病的影响而引起的慢性营养障碍性疾病。现代医学称为"营养不良"。本病可发生于任何年龄的小儿,但以 5 岁以下小儿多见。

【临床表现】 临床以面色萎黄、皮肤干枯、肌肉消瘦、腹部膨大、青筋暴露、毛发稀疏无光泽为特征。患儿形体消瘦,重者干枯羸瘦,饮食异常,大便干稀不调,腹胀,面色不华,毛发稀疏枯黄,烦躁不宁或萎靡不振,揉眉擦眼,吮指,磨牙。

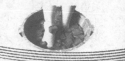

足浴疗法

1. 胡黄连白芍方

【药物组成】 胡黄连、青皮各 15 克,白芍 20 克,白术、陈皮各 30 克。

【制法用法】 以上药物同入锅中,加水适量,煎煮 30 分钟,去渣取汁,倒入泡足桶中,待水温降至 30C 时,浸泡双足 15 分钟,每晚 1 次,10 日为 1 个疗程。

【功效主治】 清热理气,健脾助运。用于小儿疳积,尤其适用于贪吃所致的腹泻。

2. 大腹皮楂曲方

【药物组成】 大腹皮 20 克,山楂、神曲各 30 克,薄荷 15 克。

【制法用法】 以上药物同入锅中,加水适量,煎煮 30 分钟,去渣取汁,倒入泡足桶中,待水温降至 30℃ 时,浸泡双足 15 分钟,每晚 1 次,10 日为 1 个疗程。

【功效主治】 健脾助运,理气开胃。适用于小儿疳积。

3. 苍术山楂方

【药物组成】 苍术、焦山楂各 30 克,白术、陈皮各 20 克。

【制法用法】 以上药物同入锅中,加水适量,煎煮 30 分钟,去渣取汁,倒入泡足桶中,待水温降至 30℃ 时,浸泡双足 15 分钟,每晚 1 次,10 日为 1 个疗程。

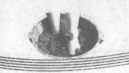
【功效主治】 健脾助运,理气开胃。适用于小儿疳积。

4. 白术陈皮方

【药物组成】 白术 20 克,陈皮、枳实各 15 克,白扁豆、山楂各 30 克。

【制法用法】 以上药物同入锅中,加水适量,煎煮 30 分钟,去渣取汁,倒入泡足桶中,待水温降至 30℃时,浸泡双足15 分钟,每晚 1 次,10 日为 1 个疗程。

【功效主治】 健脾助运,理气开胃。适用于小儿疳积。

足部按摩疗法

【有效反射区】 腹腔神经丛、肾、输尿管、膀胱、胃、十二指肠、小肠、脾、胰腺、上身淋巴结、下身淋巴反射区(图 8-4)。

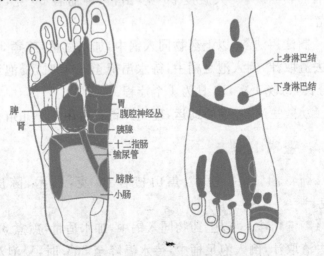

图 8-4 小儿疳积足部反射区

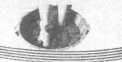

【按摩手法】

(1)足部按摩:用轻手法按摩以上反射区。按摩时间可视年龄而定。每日按摩1次,10次为1个疗程。

(2)辅助疗法:①患儿取仰卧位,先上肢手部操作,推脾经500次,推板门300次,推四横纹200次,运内八卦200次;继以上体位,摩腹与揉脐相合约5分钟,使腹部有温热感,再按揉双侧足三里穴各1分钟。②推拿治疗小儿疳积(营养不良),每日1次,7日为1个疗程。

【生活保健】

(1)提倡母乳喂养,乳食定时定量,按时按序添加辅食,供给多种营养物质,以满足小儿生长发育的需要。

(2)添加食物不要过急过快,应根据患儿情况给予营养丰富、易于消化的食物。食物要新鲜多样,多吃蔬菜和水果。

(3)合理安排小儿生活起居,保证充足的睡眠时间,经常到户外活动,呼吸新鲜空气,多晒太阳,增强体质。

(4)纠正饮食偏嗜、过食肥甘滋补、贪吃零食、饥饱无常等不良饮食习惯。

(5)发现体重不增或减轻,食欲减退时,要尽快查明原因,及时加以治疗。

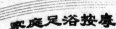
九、五官科常见病足浴按摩

（一）慢性咽炎

慢性咽炎是指慢性感染所引起的弥漫性咽部病变，多发生于成年人，常伴有其他上呼吸道疾病，常因鼻炎、鼻窦炎的脓液刺激咽部，或鼻塞而张口呼吸，导致慢性咽炎的发生。

【临床表现】 慢性咽炎的特点是咽部有异物感，瘙痒微痛，干燥灼热，声音嘶哑或失声，咽部黏膜充血、增厚，由于咽部有黏腻液状物附着，可引起咳嗽，吐黏痰，甚至恶心呕吐等症。

足浴疗法

1. 知母栀子方

【药物组成】 知母 30 克，栀子 20 克，大黄、黄芩各 15 克，蒲公英 25 克。

【制法用法】 上述中药放入锅中，加水 1 000 毫升，煎

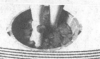

煮 20 分钟,取药汁,兑入适量温水泡脚 30 分钟,每日 1 次。

【功效主治】 清热解毒,润肺利咽。适用于慢性咽炎。

2. 蒲公英板蓝根方

【药物组成】 蒲公英 50 克,板蓝根 30 克。

【制法用法】 上药加清水适量,煎煮 30 分钟,去渣取汁,与沸水 2 000 毫升一起倒入盆中,先熏蒸,待温度适宜时泡洗双脚,每日早、晚各 1 次,每次熏泡 40 分钟,10 日为 1 个疗程

【功效主治】 利水消肿,清热解毒。适用于慢性咽炎。

3. 西瓜皮白菊花方

【药物组成】 西瓜皮 60 克,白菊花 20 克,冰糖 20 克。

【制法用法】 上药加清水 3 000 毫升煮沸,取药液入脚盆中,趁热熏蒸,待温度适宜时浸泡双脚,每次 30 分钟,每日 2 次。

【功效主治】 清热解毒,祛火凉血。适用于慢性咽炎。

足部按摩疗法

【有效反射区】 颈项、肺及支气管、脾、胃、肾上腺、鼻反射区(图 9-1)。

【按摩手法】

(1)捏指按揉脾、肾上腺等反射区,各按揉 50 次。

(2)叩指推压肺及支气管、胃、鼻、颈项反射区各 50～100 次。

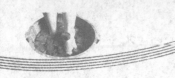

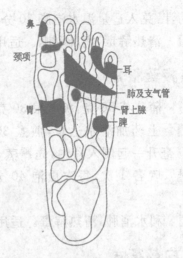

图 9-1　慢性咽炎足部反射区

【生活保健】

(1)多参加体育锻炼,增强自身抵抗力,预防感冒等上呼吸道感染性疾病。

(2)少食辛辣食物,避免粉尘、烟雾、化学气体刺激咽部。

(3)尽量避免在污染环境下长时间停留。

(4)多吃一些富含维生素 C 的水果、蔬菜。

(5)养成良好的生活习惯,保持良好的心情及保证充足的睡眠。

(6)尽量不吸烟不喝酒,防止任何对咽部不利的刺激物。

(二)咽喉肿痛

咽喉肿痛是咽喉疾病中常见的病症之一,以咽喉部红肿疼痛,吞咽不适为特征,又称"喉痹"。中医学认为,咽接食管,通于胃;喉接气管,通于肺。如外感风热之邪熏灼肺系,或因过食辛辣煎炒,或肺、胃二经郁热上壅,而致咽喉肿痛,属实热证;如肾阴不能上润咽喉,虚火上炎,灼于咽喉,亦可致咽喉肿痛,属阴虚证。

【临床表现】　咽喉红肿疼痛,吞咽困难,咳嗽,声音嘶哑,痰多黏稠,喉间有异物感;或伴高热,头痛,口臭,痰稠黄,便秘,尿黄;或者咽喉疼痛较轻,咽干咽痒,口干舌燥,伴颊赤唇红,手足心热。

足部按摩疗法

【有效反射区】　耳、肾、输尿管、横结肠、升结肠、降结肠、膀胱反射区(图 9-2)。

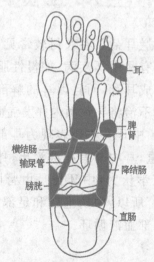

图 9-2　咽喉肿痛足部反射区

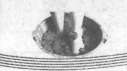

【按摩手法】

(1)按揉耳反射区 100 次。

(2)上推升结肠,横压横结肠,下推降结肠各反射区 50～100 次。

(3)按压肾、输尿管、膀胱等反射区各 30～50 次。

【生活保健】

(1)加强体育锻炼,提高身体免疫力,增强体质,避免受风寒引起上呼吸道感染。

(2)不要过分疲劳,注意随着气候变化及时增减衣物。

(3)不宜吸烟、饮酒,以及进食辛辣等刺激性的食物。

(4)注意休息,多饮水,保持心情舒畅,避免着急上火。

(三)中耳炎

中耳炎俗称"烂耳朵",在农村较常见,但有些人认为这是小毛病。其实,有些中耳疾病,如慢性胆酯瘤性中耳炎不仅可损害听觉,造成耳聋,而且因耳的解剖部位与头颅中窝的脑膜接近,长期不治将导致颅内并发症而危及生命。

【临床表现】 中耳炎主要表现为耳部闭塞、听力减退、耳鸣、耳聋、头沉重;耳中时有积液流出;伴有烦热、干渴、尿赤、便秘等。中医学认为,中耳炎是由肾阴不足,虚火上炎或肝胆火旺所致。所以,中药泡脚和足部按摩可泻火补肾、祛风化痰,促进患部血液循环。

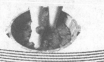

足浴疗法

1. 蒲公英方

【药物组成】 鲜蒲公英全草 200 克。

【制法用法】 上药加清水适量,煎煮 30 分钟,去渣取汁,与沸水 2 000 毫升一起倒入盆中,先熏蒸,待温度适宜时泡洗双脚,每日早、晚各 1 次,每次熏泡 40 分钟,10 日为 1 个疗程。

【功效主治】 清热解毒,祛脓消炎。适用于中耳炎的治疗。

2. 吴茱萸方

【药物组成】 吴茱萸 30 克,川牛膝、苍耳子各 20 克,冰片 10 克。

【制法用法】 将上药(除冰片外)加清水适量,浸泡 20 分钟,煎数沸,将药液与沸水 1 500 毫升同入脚盆中,纳入冰片,趁热熏蒸,待温度适宜时泡洗双脚,每日 2 次,每次 40 分钟,5 日为 1 个疗程。

【功效主治】 消炎通窍,清热解毒。适用于化脓性中耳炎。

3. 生地黄方

【药物组成】 生地黄、白芍、白术、生牡蛎、麦冬各 20 克,甘草 15 克,葱白 10 克。

【制法用法】 上药加清水适量,煎煮 30 分钟,去渣取

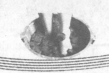

汁,与沸水 2 000 毫升一起倒入盆中,先熏蒸,等温度适宜时泡洗双脚,每日 1 次,每次熏泡 40 分钟,10 日为 1 个疗程。

【功效主治】 滋阴潜阳,健脾益气,清热解毒。适用于慢性中耳炎的治疗。

4. 川黄连方

【药物组成】 川黄连、虎耳草各 30 克,苍耳子、大黄各 20 克。

【制法用法】 上药加清水 2 000 毫升,煎至 1 500 毫升时,滤出药液,倒入脚盆中,先熏蒸,待温度适宜时泡洗双脚,每晚临睡前泡洗 1 次,每次 40 分钟,15 日为 1 个疗程。

【功效主治】 消炎通窍,导热下行。适用于中耳炎。

足部按摩疗法

【有效反射区】 鼻、额窦、肺及支气管、颈部淋巴结、肾、输尿管、膀胱反射区(图 9-3)。

【按摩手法】

(1)重点推按肺及支气管反射区 100～200 次,力度稍重,以酸疼为佳。

(2)点按鼻、额窦、颈部淋巴结、肾、膀胱反射区各50～100 次。

(3)推压输尿管反射区 50～100 次。

【生活保健】

(1)注意营养,多吃含维生素丰富的食物。

(2)每日按揉鼻梁 50 次,有保健预防作用。

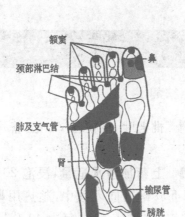

图 9-3　中耳炎足部反射区

（四）慢性鼻炎

慢性鼻炎是一种常见的鼻腔和黏膜下层的慢性炎症。空气中的有害物质进入体内产生抗原、抗体反应和抗组胺类物质，刺激鼻黏膜使鼻子发生异常或病变。通常包括慢性单纯性鼻炎和慢性肥厚性鼻炎，后者多由前者发展而来。本病的发病原因很多，但主要是由急性鼻炎反复发作或治疗不彻底转化而来，长期吸入污染的空气也是致病原因。

慢性鼻炎单纯用药治疗很难痊愈，但配合每日坚持泡脚、足部按摩，很快就能见到疗效。

【临床表现】　鼻塞，鼻涕多等。如长期鼻塞，可能造成间歇性嗅觉减退，头痛、头昏，说话呈闭塞性鼻音等症状。

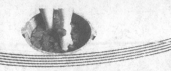

足浴疗法

1. 枇杷叶桔梗方

【药物组成】 枇杷叶、桔梗各 25 克,苍耳子、薄荷各 18 克,生甘草 6 克。

【制法用法】 上药加清水适量,浸泡 20 分钟,煎数沸,将药液与沸水 1 500 毫升同入盆中,趁热用鼻吸入蒸气,待温度适宜时泡洗双脚,每日 2 次,每次 40 分钟,15 日为 1 个疗程。

【功效主治】 疏风宣肺,通窍。适用于慢性鼻炎。

2. 鹅不食草方

【药物组成】 鹅不食草 100 克,白芷 5 克,羌活 20 克,冰片 5 克。

【制法用法】 将上药中的前 3 味加清水 2 000 毫升,煎至 1 500 毫升时,滤出药液,溶入冰片,倒入盆中,先用鼻孔吸入蒸气,待温度适宜时泡洗双脚,每晚临睡前泡洗 1 次,每次 40 分钟,20 日为 1 个疗程。

【功效主治】 疏风清热宣肺。适用于慢性鼻炎。

3. 丝瓜藤方

【药物组成】 丝瓜藤 15 克,荷蒂 5 枚,金莲花 6 克,龙井茶 1.5 克。

【制法用法】 上药加清水适量,煎煮 30 分钟,去渣取汁,与沸水 2 000 毫升一起倒入盆中,先熏蒸鼻部,待温度适

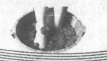

宜时泡洗双脚,每日 1 次,每次熏泡 40 分钟,10 日为 1 个疗程。

【功效主治】　清气理鼻。适用于慢性单纯性鼻炎。

4. 麻黄辛夷花方

【药物组成】　生麻黄 6～10 克,辛夷花 10 克,苍耳子 10 克,细辛 3 克,石菖蒲 10 克,鬼箭羽 10 克,七叶一枝花 15 克,天葵子 10 克。

【制法用法】　将上药加清水适量,煎煮 30 分钟,去渣取汁,与 2 000 毫升沸水一起倒入盆中,先用鼻吸热气,待温度适宜时泡洗双脚,每日早晚各 1 次,每次熏泡 40 分钟,10 日为 1 个疗程。

【功效主治】　宣肺通窍,行瘀泄热。适用于慢性鼻炎。

5. 苍耳子辛夷方

【药物组成】　苍耳子、辛夷花、白芷、薄荷各 15 克,细辛 5 克。

【制法用法】　上药加清水 1 000 毫升,煎数沸后,先取药汁 150 毫升浓缩至 50 毫升备用。将剩余药液倒入脚盆内,待温浸泡双脚,每日浸泡 1～2 次,每次 30 分钟,10 次为 1 个疗程。同时取浓缩液滴鼻,日滴 3 次。

【功效主治】　清肺热,止鼻血。适用于慢性鼻炎。

足部按摩疗法

【有效反射区】　肾,肾上腺,输尿管,膀胱,鼻,肺及支

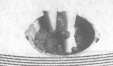

气管,喉、气管、声带,脑垂体,大脑,胃,脾,横结肠,升结肠,降结肠反射区(图9-4)。

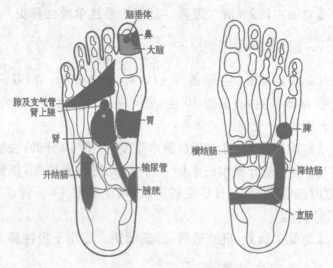

图9-4 慢性鼻炎足部反射区

【按摩手法】

(1)按压肾、肾上腺、输尿管、膀胱反射区 3～4 次,力度适中。

(2)向下推按脾反射区,按摩 3～5 分钟。

(3)向上推按肺及支气管,胃及喉、气管、声带反射区,按摩 3～5 分钟。

(4)大肠反射区用顺肠按压法,升结肠用上推法,直肠、横结肠用横推法,降结肠用下划法,各按摩 5～10 分钟。

(5)点按大脑和鼻反射区 3～5 分钟。

(6)再按压足部基本反射区,如肾、肾上腺、输尿管、膀胱 3～4 次。

【生活保健】

(1)鼻炎大多是由感冒引起的,要加强体育锻炼,增强抵抗力。

(2)避免过度疲劳、睡眠不足或受凉,戒掉吸烟、饮酒等不良习惯,因为这些会加重鼻炎症状。

(3)及时更换干净的床单、被罩,防止螨虫及分泌物诱发过敏性鼻炎。

(4)保持室内空气的湿度,或使用空气过滤器,不要让空气过于干燥。

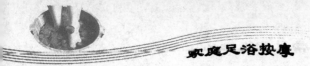

十、足浴按摩美容保健

（一）皮肤粗糙

随着年龄的增长，皮脂分泌功能减弱，很多人开始出现皮肤粗糙、无光泽、无弹性等症状。这种症状虽然不是严重的疾病，但显然会妨碍容貌的美丽。皮肤粗糙的原因除了自身分泌功能的减弱外，还有两个主要原因：一是太阳的紫外线造成皮下血行障碍，无法顺利地输送营养、排出废物。二是睡眠不足、压力过重，使激素分泌失调、肝脏功能失调而引起的。

足浴疗法

1. 二花川芎方

【药物组成】 桃花、杏花、川芎各 35 克。

【制法用法】 上药加清水适量，浸泡 20 分钟，煎数沸，将药液与沸水 1 500 毫升同入盆中，趁热熏蒸擦洗面部，待温度适宜时泡洗双脚，每日 2 次，每次 40 分钟。

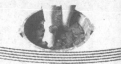

【功效主治】　清热凉血,活血润肤。适用于面色无华,皮肤粗糙、干燥,面部色素沉着。

2. 米汤猪皮方

【药物组成】　米汤2000毫升,猪皮100克。

【制法用法】　上药置火上煮数沸,将药液倒入盆中熏蒸双脚,待温度适宜浸泡双脚,每日1次,每次30分钟,30日为1个疗程。

【功效主治】　护肤美白。适用于皮肤粗糙。

3. 西瓜皮方

【药物组成】　西瓜皮500克,马齿苋150克。

【制法用法】　上药加水2000毫升,煮沸后将药液倒入盆中,待水温适宜时浸泡双脚,每次30分钟,每日1次,20日为1个疗程。

【功效主治】　活血护肤,白嫩皮肤。适用于皮肤粗糙。

4. 桃花方

【药物组成】　鲜桃花200克。

【制法用法】　将鲜桃花放入沸水中,待水温适宜时浸泡双脚,每次30分钟,每日1次,30日为1个疗程。

【功效主治】　活血护肤,美白容颜。适用于皮肤粗糙。

5. 荷花方

【药物组成】　荷花100克,牛奶200毫升。

【制法用法】　将荷花、牛奶倒入沸水中,待水温适宜时

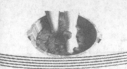

浸泡双脚，每日 2 次，每次 30 分钟，30 日为 1 个疗程。

【功效主治】 美白嫩肤。适用于皮肤粗糙。

足部按摩疗法

【有效反射区】 肾，肾上腺，腹腔神经丛，输尿管，膀胱，阴茎、阴道、尿道，脑垂体，肝，脾，肺及支气管，胸部淋巴结，上身淋巴结，下身淋巴结反射区（图 10-1）。

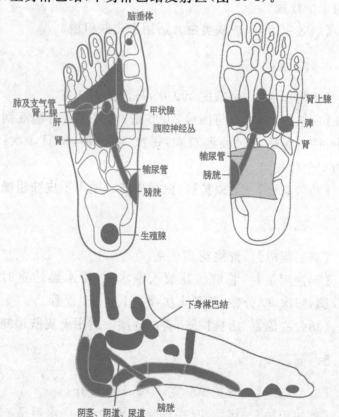

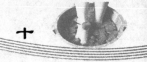

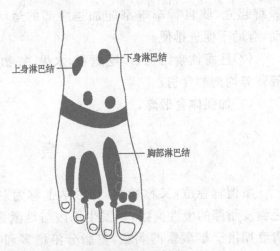

上身淋巴结　　下身淋巴结

胸部淋巴结

图 10-1　皮肤粗糙足部反射区

【按摩手法】

(1)点按肾、肾上腺反射区各 2 分钟。

(2)点刮腹腔神经丛反射区,并从足趾向足跟方向推按输尿管反射区各 2 分钟。

(3)点按膀胱反射区,拇指推掌法推阴茎、阴道、尿道反射区各 2 分钟。

(4)点按脑垂体、肝、脾反射区各 2 分钟。

(5)从足外侧向足内侧推按肺及支气管反射区 2 分钟。

(6)刮动胸部淋巴结,点按上、下身淋巴结反射区各 1 分钟。

(7)每日按摩 2 次。取双足,可由他人按摩,也可自己按摩,7 日为 1 个疗程。

【生活保健】

(1)进行适当的体力活动,加强体育锻炼,如仰卧屈腿、

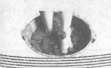
深蹲起立、骑自行车等都能加强腹部的运动,促进胃肠蠕动,有助于促进排便。

(2)注意饮食结构,多吃蔬菜、水果、谷物、植物籽、果仁等营养均衡的食物。

(3)加强体育锻炼。

(二)青 春 痘

所谓青春痘,又称粉刺,在医学上称为"痤疮",是一种毛囊皮脂腺的慢性炎症,其发生原因与雄激素的分泌有关,青春期由于雄激素的刺激,皮脂分泌增多和毛囊皮脂腺管口角化、栓塞,皮脂瘀积于毛囊内,在此基础上继发细菌感染所致。

痤疮多见于青年,多发于面、胸、上背等皮脂较多的部位,是与毛囊一致的锥形丘疹,有时充血有脓疱,也可有黑头粉刺、白头粉刺、结节、囊肿和瘢痕等,青春期过后可自愈。

足浴疗法

玫瑰方

【药物组成】 干玫瑰(也可用鲜玫瑰 25 克代替)10 克,香油 1 碗。

【制法用法】 将玫瑰花放入香油中加水煮约 3 分钟,然后倒入浴盆中,加适量的水浴足,每日 1 次,每次 20 分钟。

【功效主治】 长期坚持对青春痘有防治的作用,可使皮肤细滑、致密,还可以减少过敏现象。

足部按摩疗法

【有效反射区】　肾、输尿管、膀胱、肾上腺、胃、肝、胆囊、脾、甲状腺、甲状旁腺、上身淋巴结、脑垂体、生殖腺反射区（图10-2）。

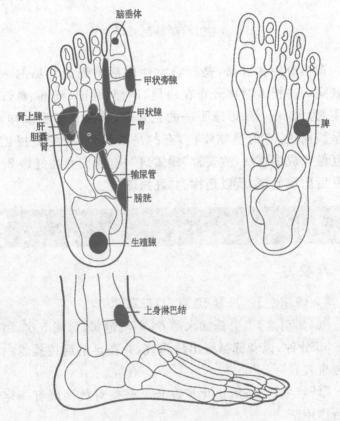

图 10-2　青春痘足部反射区

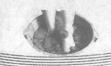

【按摩手法】

（1）点按肾上腺、输尿管、膀胱反射区，以促进新陈代谢和毒素的排出。

（2）点按肾、胃、肝、胆囊、脾、甲状腺、甲状旁腺、脑垂体、生殖腺、上身淋巴结反射区。

（三）黄褐斑

黄褐斑俗称肝斑，是影响女性面部美观最常见的一种皮肤病。皮损多对称分布在眼周、额部、颧部、颊部、鼻部及口周，为大小不等、形态不一的色素斑，其颜色多种多样，有的呈淡褐色，有的呈咖啡色，有的呈淡黑色，有的皮损还会相互融合成蝴蝶状，故又称"蝴蝶斑"，有的妇女在妊娠 3～4 个月后出现此斑，所以还称为"妊娠斑"。

足浴疗法

丹参方

【药物组成】 丹参 50 克，益母草 50 克。

【制法用法】 上药加水煎煮，药液泡脚，每周 3 次，每次 20～30 分钟，以背部微微出汗为宜，并在足浴后按揉隐白和阳陵泉穴。

【功效主治】 活血化瘀。长期坚持对黄褐斑有一定的防治作用。

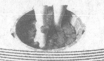

足部按摩疗法

【有效反射区】 输尿管、膀胱、肾上腺、甲状腺、甲状旁腺、脑垂体、生殖腺、颈部淋巴结、胃、肝、胆囊、脾反射区(图10-3)。

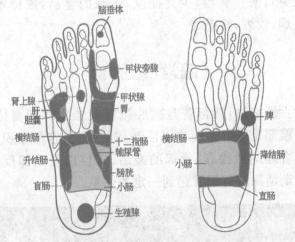

图 10-3 黄褐斑足部反射区

【按摩手法】

(1)点按胃、输尿管、膀胱反射区,以增加新陈代谢。

(2)点按肾上腺、甲状腺、甲状旁腺、脑垂体、生殖腺、颈部淋巴结反射区,调节内分泌及激素的平衡。

(3)按摩胃、肝、胆囊、脾反射区,以健脾化痰利湿,促进黄褐斑的消散。

【生活保健】

(1)注意防晒,防各种电离辐射。

(2)积极治疗原发病。面部发生各种皮炎应及时治疗,

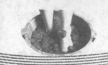

防止炎症性色素沉着发生。

（3）不滥用化妆品，尤其是不用劣质化妆品。

（4）注意劳逸结合，保证充足的睡眠，注意调节情志，避免过度的精神紧张。

（5）多喝水，多吃蔬菜和水果，如番茄、黄瓜、草莓、桃等。避免刺激性食物，少食油腻、辛辣的食品，戒掉不良习惯如吸烟、饮酒、熬夜等。

（四）纤细腰部

对女性来讲，腰部若是臃肿肥胖就难以体现身体的曲线美。腰部是平常比较难以活动到的部位，容易堆积脂肪。但通过合理刺激腰腹、背部的经络、穴位以及足部反射区，可对逐渐消除腰部肥胖起到一定的效果。

足部按摩疗法

【有效反射区】　肾，肾上腺，腹腔神经丛，输尿管，膀胱，阴茎、阴道、尿道，脑垂体，生殖腺，甲状腺，腰椎，骶椎，下腹部，胸部淋巴结反射区（图10-4）。

【按摩手法】

（1）点按肾、肾上腺反射区各2分钟。

（2）点刮腹腔神经丛反射区，并从足趾向足跟方向推按输尿管反射区各2分钟。

（3）点按膀胱反射区，拇指推掌法推阴茎、阴道、尿道反射区各2分钟。

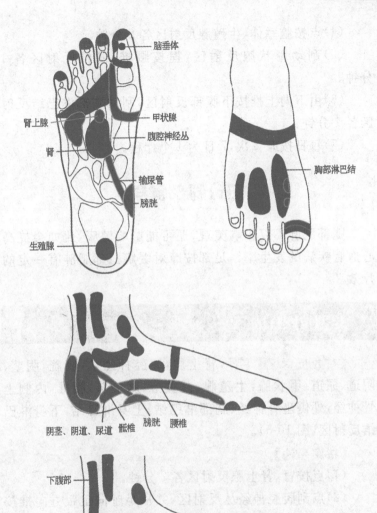

脑垂体

肾上腺
甲状腺
腹腔神经丛
肾
输尿管
膀胱
生殖腺

胸部淋巴结

阴茎、阴道、尿道 骶椎 膀胱 腰椎

下腹部

图 10-4　纤细腰部足部反射区

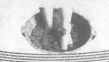

（4）点按脑垂体、生殖腺反射区各 2 分钟。

（5）刮动甲状腺反射区，捏按腰椎、骶椎反射区各 1 分钟。

（6）由下向上推按下腹部反射区，刮动胸部淋巴结反射区各 1 分钟。

（7）每日按摩 2 次，7 日为 1 个疗程。

（五）腿部健美

腿部肥胖不仅影响美观，还可能影响健康，比如会提高心血管疾病的发生率。足部按摩对缓解腿部肥胖有一定的疗效。

足部按摩疗法

【有效反射区】 肾，肾上腺，腹腔神经丛，膀胱，阴茎、阴道、尿道，甲状腺，生殖腺，髋关节，膝关节，腰椎，内侧坐骨神经，外侧坐骨神经、胸部淋巴结，上身淋巴结，下身淋巴结反射区（图 10-5）。

【按摩手法】

（1）点按肾、肾上腺反射区各 2 分钟。

（2）点刮腹腔神经丛反射区，并从足趾向足跟方向推按输尿管反射区各 2 分钟。

（3）点按膀胱反射区，拇指推掌法推阴茎、阴道、尿道反射区各 2 分钟。

（4）刮动甲状腺反射区，点按生殖腺反射区各 2 分钟。

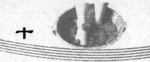

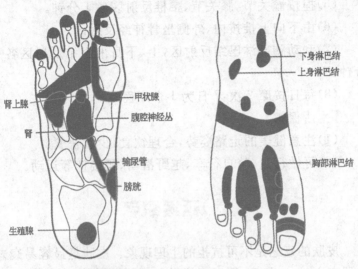

肾上腺　　　　　　甲状腺

　　　　　　　　　腹腔神经丛

肾

　　　　　　　　　输尿管

　　　　　　　　　膀胱

生殖腺

　　　　　　　　　下身淋巴结
　　　　　　　　　上身淋巴结

　　　　　　　　　胸部淋巴结

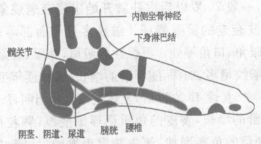

　　　　　　　　内侧坐骨神经

　　　　　　　　下身淋巴结

髋关节

阴茎、阴道、尿道　　膀胱　腰椎

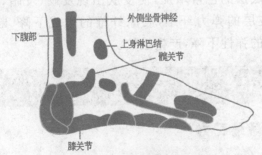

　　　　　　　　外侧坐骨神经

下腹部　　　　　　上身淋巴结

　　　　　　　　　髋关节

膝关节

图 10-5　腿部健美足部反射区

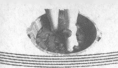
（5）捏按髋关节、膝关节、腰椎反射区各 1 分钟。

（6）由下向上推按内、外侧坐骨神经反射区。

（7）刮动胸部淋巴结反射区，上、下身淋巴结反射区各 1 分钟。

（8）每日按摩 2 次，7 日为 1 个疗程。

【生活保健】

（1）注意健美的走路姿势，合理饮食，少食快餐。

（2）可做行走、骑自行车、越野滑雪、爬楼梯等运动。

（六）延缓衰老

皮肤的衰老是不可抗拒的生理现象。皮肤是最容易衰老的器官之一，一般 20 岁以后皮肤就开始出现衰老现象，皱纹的出现是皮肤衰老的重要特征。皱纹多见于面部等暴露部位，如前额、眼角、口角等处。习惯性的皱眉、眯眼、吸烟、吹口哨等动作使皱纹增多、加深，随年龄的增长，皱纹逐年变深，变宽。男性 55 岁、女性 45 岁以后，上述现象已相当明显。

随着年龄的增长，表皮的角质层逐渐变厚，颗粒层和棘层变薄，基底层的色素增加，使皮肤出现发硬、发暗、发黑的改变。真皮层的弹力纤维，胶原纤维的生成下降、断裂、变性，使皮肤的弹性下降，产生皱纹。

足浴疗法

1. 首乌菊花方

【药物组成】 制何首乌 20 克，白菊花 15 克，生地黄 10

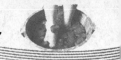

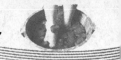

克,当归、枸杞子各 5 克。

【制法用法】 上药加清水适量,煎煮 30 分钟,去渣取汁,与沸水 2 000 毫升一起倒入盆中,先熏蒸,待温度适宜时泡洗双足,每日早、晚各 1 次,每次熏泡 40 分钟。

【功效主治】 养肝明目,乌发延寿。适用于眼目昏花,头发早白,早衰等。

2. 银杏叶方

【药物组成】 银杏叶 100 克,槐花、菊花各 35 克,丹参 22 克。

【制法用法】 上药加清水适量,浸泡 20 分钟,煎数沸,将药液与沸水 1 500 毫升同入足盆中,趁热熏蒸,待温度适宜时泡洗双足,每日 2 次,每次 40 分钟,15 日为 1 个疗程。

【功效主治】 软化血管,降低血脂,防治衰老。适用于冠状动脉粥样硬化、高脂血症、高血压等多种老年病。

3. 五子地黄方

【药物组成】 覆盆子、菟丝子、熟地黄各 30 克,车前子、五味子各 18 克,枸杞子 15 克。

【制法用法】 上药加清水 2 000 毫升,煎至 1 500 毫升时,滤出药液,倒入足盆中,先熏蒸,待温度适宜时泡洗双足,每晚临睡前泡洗 1 次,每次 40 分钟,20 日为 1 个疗程。

【功效主治】 滋补肝肾,改善性功能,防治衰老。适用于性功能减退及年老体弱等。

4. 黄精方

【药物组成】 黄精 100 克。

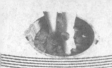
【制法用法】 上药加清水适量,煎煮 30 分钟,去渣取汁,取一杯代茶频服,余下药液与沸水 2 000 毫升一起倒入盆中,先熏蒸,待温度适宜时泡洗双足,每日 1 次,每次熏泡 40 分钟,10 日为 1 个疗程。

【功效主治】 延缓衰老,健身延寿。适用于少气无力,行动迟缓,精神倦怠,中气不足的老年人。

足部按摩疗法

【有效反射区】 肾、直肠、胃、十二指肠、甲状腺反射区(图 10-6)。

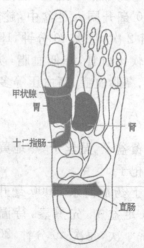

图 10-6 延缓衰老足部反射区

【按摩手法】 长期坚持点按肾、直肠、胃、十二指肠、甲状腺反射区,每日治疗 1 次,能收获较好的效果。最好在用热水泡过脚之后马上进行。